AF193655

Círculo Rojo

Desde mi mirada enfermera

Desde mi mirada enfermera

Camino Campo Martínez

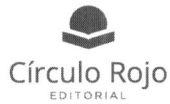

Círculo Rojo
EDITORIAL

Primera edición: febrero 2025

Depósito legal: AL 3695-2025

ISBN: 978-84-1097-985-7
Impresión y encuadernación: Editorial Círculo Rojo

© Del texto: Camino Campo Martínez
© Maquetación y diseño: Equipo de Editorial Círculo Rojo
© Fotografía portada, Diseño final: Iñaki Arregui
  (primer boceto Ekia estudios fotográficos)
© Fotografía contraportada: Camino Campo y MLA (cerámicas Hospital
  Santiago de Vitoria-Gasteiz e insignia de Escuela de ATS de dicho hospital)
© Fotografía solapa: Miriam Velarde Campo (Camino Campo)

Editorial Círculo Rojo
www.editorialcirculorojo.com
info@editorialcirculorojo.com

Impreso en España - Printed in Spain

Editorial Círculo Rojo apoya la creación artística y la protección del copyright.
Queda totalmente prohibida la reproducción, escaneo o distribución de esta obra
por cualquier medio o canal sin permiso expreso tanto de autor como de editor, bajo
la sanción establecida por la legislación.
Círculo Rojo no se hace responsable del contenido de la obra y/o de las opiniones
que el autor manifieste en ella.

El papel utilizado para imprimir este libro es 100% libre de cloro y, por tanto, **ecológico**.

A Elena y Agustín, mis padres, porque sin ellos
nada de esto hubiera sido posible
In memoriam

«No recordamos días, recordamos momentos».
Cesare Pavese
Escritor italiano

PRÓLOGO

«Es una de las Bellas Artes; casi diría, la más bella de las Bellas Artes»; se trata de una reflexión de Florence Nightingale que Camino Campo hace suya; así podremos constatarlo cuando leyendo las siguientes páginas de *Desde mi mirada enfermera*, nos vaya revelando la transformación llevada a cabo en la enfermería española desde aquel ATS de los años sesenta-setenta del pasado siglo hasta el grado universitario actual.

Paralelamente irá desgranando las vicisitudes sobrevenidas al Hospital Santiago de Vitoria-Gasteiz desde que se tiene conocimiento de él desde la Edad Media hasta nuestros días. La vida de este centro no ha estado exenta de múltiples avatares, a pesar de lo cual siempre ha seguido vinculado a los ciudadanos de Vitoria.

Tras la guerra civil española el país se quedó en una posición de precariedad económica y de deterioro de la salud muy importantes, para lo que no existía una infraestructura sanitaria suficiente a fin de dar una respuesta adecuada.

Se construyeron nuevos hospitales (residencias sanitarias y ambulatorios) bajo el amparo de la Seguridad Social, y se les pidió la creación de escuelas de enfermería, en lo que participó el hospital Santiago de Vitoria creando su propia escuela de ATS en 1965, con la finalidad de formar a personal de enfermería con preparación suficiente para dar respuesta adecuada a la situación sanitaria del momento a la vez que se consideraba la enfermería como carrera media y bien vista para la mujer por el trabajo asistencial-social que realizaba.

La escuela de ATS del hospital cerró sus aulas en 1980 por motivos que serán desvelados al lector en los párrafos que siguen a continuación.

Durante los últimos años de su existencia formé parte de la plantilla de profesores, no lo fui de Camino, aunque se formó en esta escuela, pero sí compartimos trabajo y experiencias, ya que una vez obtenida su certificación académica, permaneció en el centro desempeñando su profesión. Primero ejerció como enfermera a pie de cama, posteriormente fue nombrada supervisora de planta e incluso, años después, asumió la dirección de enfermería, situaciones que le han supuesto conocer no solo lo acontecido a su profesión, sino también a lo que respecta a este centro sanitario vitoriano.

Como si de una caminata se tratase pasearemos de la mano, por una parte, de la enfermería, la cual nos descubrirá por qué quiso dar el salto a una profesión científica y universitaria, qué motivó a ello, qué hicieron las enfermeras españolas para conseguirlo y en qué situación se encuentran actualmente, y por otra, de la mano del hospital iremos recordando y conociendo a aquella institución fundada en 1419; pocas en España pueden acreditar su presencia viva en el presente, desde hace más de seis siglos, y que ha seguido funcionando hasta hoy en día, aunque permanecemos atónitos ante todas las interrogantes que quedan sin contestar y que justifiquen lo que está ocurriendo en lo que parece el desmantelamiento del Hospital Santiago Apóstol. La historia dirá.

Os invito a que leáis la experiencia vivida, en primera persona, por la autora de este trabajo, durante su formación como enfermera en aquella querida escuela de enfermería del Hospital Santiago Apóstol.

Nos relata con una narrativa llena de frescura que, unida a su natural candidez e inocencia propias de la edad, nos hace esbozar una sonrisa y disfrutar del prolijo relato con todo tipo de detalles de lo que sucedía dentro de ella y de su vinculación con lo que era el hospital en sí.

No quiero finalizar sin darle las gracias por el gran esfuerzo que ha realizado de recopilación de datos y fechas, de fuentes diversas, que permite entender el encaje de la escuela en la propia historia del hospital y que enriquecen al propio trabajo, sin olvidarnos de la importancia de la complejidad del ordenamiento cronológico a la hora de tratar ambos temas simultáneamente.

Alfredo Aberasturi
Médico internista y profesor de la escuela de ATS
del Hospital Santiago Apóstol de Vitoria-Gasteiz.

1

PONIÉNDONOS EN CONTEXTO

Como explica el pensador Byung-Chul Han, actualmente, estamos rodeados de información de inmediatez, «nada narra, todo es momentáneo y evanescente»; sin embargo, según este filósofo narrar la experiencia genera continuidad histórica[1], y conocer nuestra historia consigue que sepamos de dónde venimos, dónde estamos, ya que lo que hicieron los que nos precedieron es parte de lo que hoy somos.

Una historia de vida relata los acontecimientos y vivencias de una persona a lo largo de su vida revelando cómo percibe y reacciona a los diferentes cambios; a la vez que se observa la diversidad existente en la comunidad a la que pertenece, ya que el enfoque sobre cómo interpretan y se enfrentan el resto de individuos a algunos problemas es diferente[2].

El presente manuscrito pretende narrar, desde mi experiencia (por lo que no se debe generalizar), los datos existentes y la bibliografía consultada, cómo fue y desde cuándo existe el vitoriano Hospital de Santiago. Aunque se tiene información desde la Edad

[1] Byung Chul Han. (2023). *La crisis de la narración.* Herder Editorial. Barcelona.
[2] Kottak, C. P. Antropología. (1994). *Una exploración de la diversidad humana con temas de cultura hispana.* McGraw-Hill.

Media, es a partir del siglo XV hasta nuestros días cuando es más conocido.

Un hospital que cobijó a los que hoy llamamos *sin techo*, a los pobres, a los peregrinos del Camino de Santiago; que no contaba con médicos en su plantilla, sino que estos estaban asignados al municipio y se acercaban a atender a las personas un par de veces a la semana, motivo por el cual los más adinerados eran atendidos en sus domicilios, no siendo hasta años posteriores cuando ingresan en la institución al igual que lo hicieron aquellos que contrataban seguros particulares.

Iremos descubriendo cómo desde aquellos siglos de la *beneficencia*, hasta nuestros días, la existencia de esta institución, querida por los vitorianos y alaveses, no ha sido un *camino de rosas*, ha resistido varias vicisitudes.

Junto a él caminará la enfermera, profesión que en Vitoria-Gasteiz se formó en la escuela de ATS de este mismo hospital, así como en la escuela Ortiz de Zárate y actualmente en la EUE de Osakidetza.

Desde los años setenta del pasado siglo ha superado un gran cambio que no fue al azar, sino que, en dichos años setenta, el convencimiento y trabajo de todos los profesionales del país y de los estudiantes de ese momento consiguieron el avance del ATS a la universidad porque tenían la certeza de que la mejora de la formación enfermera elevaría el nivel de los cuidados y lograría estándares de mejor calidad.[3]

Desde los albores de los tiempos, la mujer ha sido asignada al cuidado de los suyos y sus semejantes, porque los cuidados han sido necesarios para la supervivencia de la especie.

Habitualmente los ejerció en el ámbito doméstico, subordinada al hombre, por ello fueron cuidados invisibilizados y subvalorados,

---

[3] Mompart, García, M. P. (2004). Rebelión en las aulas. De las Escuelas de ATS a las Universitarias de Enfermería. *Revista ROL de enfermería*, *27*(10), 646-656.

situación que arrastró al ámbito institucional-profesional que resultó en cuidados también subordinados, en este caso al médico.

De ellas se esperaba una actitud cariñosa, humilde, sumisa, se les suponía oficio vocacional, pero, en estos momentos, en los que las demandas de enfermería se han ido conquistando y la sociedad conoce más esta profesión, a su vez, la mujer hoy en día ya no es aquella mujer sumisa, complaciente, práctica, es una mujer que ha conquistado la universidad, que conoce sus derechos, que exige su lugar en la sociedad, que sabe lo que quiere.

Hablar de enfermera es hablar de mujer, y el término *enfermera* en femenino ha sido reconocido internacionalmente.

No obstante, no podemos obviar cómo los varones se van introduciendo poco a poco en el mundo del cuidado, por ejemplo, cuidando a sus seres mayores, incorporándose al trabajo en residencias de la tercera edad, y aquellos que optan a los estudios de enfermería, en los que siempre ha habido un pequeño porcentaje, pero que hoy en día este número va ampliándose.

Pero no hablaremos del género de la profesión, ya que la igualdad de género es un hecho para muchas personas, esta nueva mirada ayudará a abordar el futuro de la profesión.[4]

Para Florence Nightingale:

> *la enfermería es un arte y si se pretende que sea un arte requiere una devoción tan exclusiva, una preparación tan dura, como el trabajo de un pintor o de un escultor, pero ¿cómo puede compararse la tela muerta o el frío mármol con el tener que trabajar con el cuerpo vivo, el templo del espíritu de Dios?*
>
> *Es una de las Bellas Artes; casi diría, la más bella de las Bellas Artes.*[5]

[4] Arroyo Rodríguez, A. et al. (2011) La enfermería como rol de género. *20*(4).

[5] Matesanz Santiago, M. A. (2009). *Pasado, presente y futuro de la Enfermería: una aptitud constante.* Administración Sanitaria

El arte para ver o trabajar con un objeto, una pintura, una escultura, precisa de los sentidos, de la percepción, de la emoción, de habilidades técnicas para poder trabajar con el producto elegido: el óleo, el mármol, la madera, etc., en nuestro caso el objeto de estudio es el ser humano, si a todo lo anterior añadimos las capacidades de cada individuo y su aptitud, todo ello refleja la preparación exhaustiva que expresa Florence Nightingale, y la necesidad de cambio que observaron aquellas ATS influidas por corrientes americanas y anglosajonas.

Las nuevas generaciones que os incorporáis al mundo del cuidado, tenéis en vuestras manos dar continuidad a todo lo conseguido y aceptar nuevos retos y responsabilidades que la sociedad actual os presente.

Finalmente, ahí permanecen las estelas de los profesionales que por una razón u otra ya no están formando parte de esa familia que constituyó el *Hospital Santiago Apóstol* de Vitoria-Gasteiz. De alguna manera quedará reflejado en las siguientes páginas el trabajo, el esfuerzo y, ante todo, la ilusión de aquellos sanitarios o no sanitarios que actuaron para mejorar el centro donde trabajan, y otros, a la vez, por evolucionar y cambiar su profesión, siendo este el caso de las enfermeras.

Por eso el propósito de conocer estas historias y que no queden en el olvido es para que las nuevas personas que se incorporan, sepan que no siempre la profesión enfermera y el hospital fueron tal y como los han hallado.

2

BREVE HISTORIA DEL HOSPITAL CIVIL SANTIAGO APÓSTOL DE VITORIA-GASTEIZ

El hospital Santiago fue fundado en 1419, en la ciudad de Vitoria, por los esposos Fernán Pérez de Ayala y María Sarmiento, nobles señores de la España medieval.

Tal circunstancia sucedió tal y como lo relata Marcelo Núñez de Cepeda, historiador, archivero y sacerdote católico, por el divino prodigio:

> Fernán Pérez de Ayala el tercero, oyó su cuñada, hermana de su mujer, estando en oración a la primera noche llorar a un niño, quejándose mucho en el sitio del Hospital, envió un escudero a saber lo que era, el cual no halló nada; a la siguiente noche aconteció lo mesmo y lo mesmo a la tercera en que se determinó ella de ir en persona con su escudero y halló un niño como de tres años, muy bonico, llevolo a casa, no quiso comer, y ella imaginando que quizá dexandolo solo comería, lo dexo en una sala con cosas de comer y tornando al puesto y no halló al niño, ni lo pudo haber, ella entendió ser cosa de Dios y así acudió a su hermana a la qual la pesó mucho de haber visto al

niño, entendió que Dios quería que allí se edificase Hospital y así lo persuadió a su marido que pues no tenían hijos (tuvieron tres hijos) edificasen allí un Hospital para pobres y así lo hicieron... [6]

Este establecimiento acogería a enfermos, pobres asilados, peregrinos y niños expósitos a los que se daría cama, luz y calefacción; a los enfermos se atendería en sus dolencias y a estos y a los pobres asilados se les socorría con tres maravedíes al día.

Tan nobilísimos señores se harían cargo de las necesidades del centro aportando abundantes limosnas, además de majuelos[7],

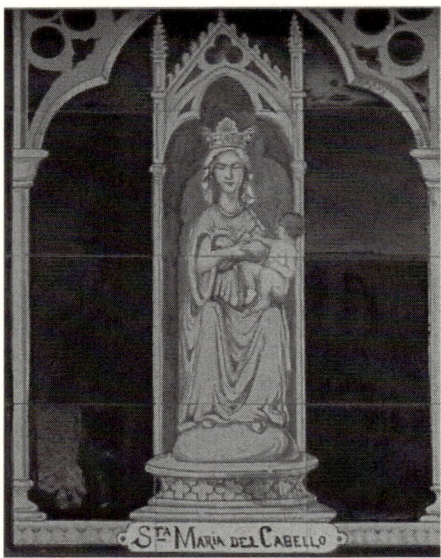

Cerámica original Hospital Santiago Apóstol.

mesones, fanegas anuales de trigo, ruedas, bulas papales originales del Santo Ospital (dada la estima con que en Roma se tenía a la familia española Ayala); concesiones reales de los Reyes de Castilla a tan distinguida familia y ciudad de Vitoria, a lo que se sumarían las donaciones caritativas de los vecinos de la ciudad y sus aldeas y las limosnas recogidas en los propios cepos del hospital.

Ante tan altruista hecho, el Concejo de Vitoria

---

[6] Núñez de Cepeda, M. *Hospitales Vitorianos. El Santuario de la SMA. Virgen de Estíbaliz*. El Escorial. Imprenta del Monasterio. 1931.

[7] Según referencia académica majuelo puede indicar las viñas nuevas en producción o a la cepa recién plantada, aún por madurar. Vocabulario del comercio medieval.

donó el espacio para que levantaran el hospital (hoy en día se corresponde con la pequeña calle que se encuentra tras el edificio de correos y que se denomina Nuestra Señora del Cabello), tal y como consta en el decreto de su Concejo de 4 de febrero de 1419.

Fue denominado hospital «Santa María del Cabello» por la especial devoción que la familia Ayala profesaba a esta Virgen.

Tal y como refiere Marcelo Núñez de Cepeda, durante los años de 1429 a 1478 no se conservan libros de actas donde se pueda determinar los médicos que prestaron sus servicios, sin embargo, sí consta que el Sr. Tournay, a pesar de ser judío[8], ejerció su profesión de médico en este hospital, durante más de un año después de la expulsión de España de los que pertenecían al pueblo de Israel, así puede leerse en la sesión celebrada por el Ayuntamiento el 29 de octubre de 1492 en la que se tomó dicho acuerdo.[9]

Los patronos del hospital siempre fueron los esposos Ayala y sus descendientes, hasta 1535, que pasa a ser administrado, totalmente, por el Ayuntamiento de Vitoria.

Son varios los factores que a través de los años llevan al Ayuntamiento a querer hacerse cargo de la administración del hospital.

Desde el momento en el que el hijo de los fundadores se hizo cargo de la gestión del centro, el Ayuntamiento dudó de su administración cuando observaba la relación de ingresos y gastos, a la vez que no olvidaba de que se había levantado en un solar cedido generosamente por la Ciudad y a sus arcas llegaban donaciones y legados que deberían ser dirigidos expresamente a los pobres y enfermos.

El 25 de diciembre de 1507, el hospital sufre un gran incendio y queda reducido a cenizas, ante tal situación el Ayuntamiento traslada a todas las personas a una casa de su propiedad en la calle

---

[8] Ver anexo al respecto.
[9] Núñez de Cepeda, M. (1931). *Hospitales Vitorianos. El Santuario de la SMA. Virgen de Estíbaliz*. El Escorial. Imprenta del Monasterio.

Barreras (actualmente parece corresponderse con la calle Independencia), y se hace cargo de todos los gastos.

En 1509 el Concejo de Vitoria continúa sin ver claras las cuentas de la administración y se le solicita al representante de la casa de Ayala que presente recibos de ingresos y gastos, así como sobre el pago de deudas que había contraído; no respondió al requerimiento municipal, ante lo cual el Ayuntamiento vitoriano, aunque no era el propietario, se encargó de hacer todo lo posible para solventar dicha situación.

Ante estos hechos y el compromiso que el Ayuntamiento y la ciudad tienen con el hospital, solicitan a los Reyes que dieran al Concejo Municipal licencia y autoridad para regir y gobernar dicho establecimiento; tras la obtención de la licencia real se llegó a un acuerdo en el que el tercer nieto de los fundadores D. Atanasio firmó la escritura de cesión el 28 de abril de 1535 en Valladolid, a cambio de 1600 ducados en oro, cediendo y traspasando todo el derecho que tenía al patronato y administración del hospital.

Una vez que el municipio fue el nuevo propietario nombró a un miembro del Concejo como *mayordomo* y comenzó las obras de un nuevo edificio en el mismo solar del primitivo incendiado; lo denominaron «Hospital Santiago» por ser miembro del Archihospital de Santiago de la Ciudad de Roma. Los enfermos fueron trasladados del Hospital de Barreras al nuevo de Santiago a finales de abril de 1537.

Los bienes o rentas de que disponía este nuevo hospital provenían de los «Juros», antigua pensión, perpetua o vitalicia, concedida por los Reyes sobre las rentas públicas. «Censos», perpetuos o temporales. «Donaciones anónimas», limosnas sin número y de procedencia desconocida. «Donaciones absolutas», de las que se conocen el nombre de los donantes y las cantidades que donaron.

El Ayuntamiento siempre preocupado por dirigirlo lo mejor posible, dispuso que el Concejo en corporación visitase el hospital, al menos, tres veces al año: en las vísperas de las tres Pascuas, de Navidad, Resurrección y Pentecostés, informándose en dichas visitas de los pobres y sobre cómo cumplían sus deberes cuantas personas actuaban en el establecimiento. El personal que trabaja en dicho establecimiento estaba compuesto por mayordomos, administradores, síndicos u hospitalero, médicos, cirujanos (practicantes) y capellanes, y sus derechos y obligaciones se encontraban detalladas en las Ordenanzas Municipales.

Para finales del siglo XVIII, Vitoria había crecido notablemente, su perímetro se ensanchó, su población creció aumentando también los enfermos que acudían a sus salas, por lo que se pensó en construir un nuevo edificio y el lugar elegido a tal efecto fue el sitio llamado «Ollaciega», a la salida de Vitoria por el Portal del Rey, en las inmediaciones de las carreteras de Navarra y Francia.

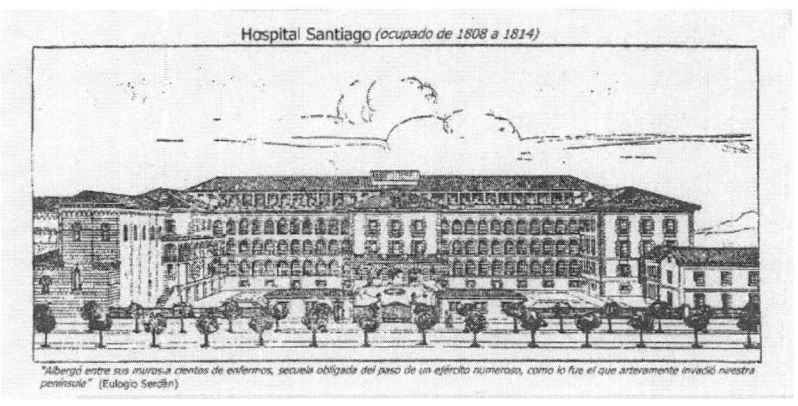

Hospital Santiago Apóstol cuando fue ocupado por las tropas de Napoleón.

Esta nueva construcción estaría en disposición de ser utilizada en agosto de 1807, pero al finalizar el año cayeron sobre Vitoria las tropas de Napoleón, de tal manera que el Ayuntamiento, tuvo que, sin haberlo inaugurado, convertirlo en cuartel del ejército francés, destino que perduró durante toda la guerra de la Independencia. A la finalización de la misma, y tras realizar algunas obras de acondicionamiento los enfermos pudieron ser trasladados el 27 de septiembre de 1820.

Uno de los logros sanitarios del siglo XIX, del espíritu de la Ilustración y del sistema liberal fue la concreción sobre la enfermedad a la cual se le dio un planteamiento social e higiénico, para los cuales el Estado asumía su responsabilidad, naciendo el concepto de Beneficencia Pública como deber del Estado moderno (deber colectivo), frente a la Beneficencia Caritativa, como deber de cristiano (deber individual) que se heredaba desde el medioevo.

En Vitoria, el Hospital de Santiago inaugurado en pleno estallido liberal y constitucionalista (1820) da fe del espíritu reformador del liberalismo decimonónico, creando la Junta de Beneficencia de dicho hospital.[10]

No todo fue un camino de rosas en el recién inaugurado hospital, existían desavenencias entre administradores, cirujanos y hospitaleros, y los servicios eran deficientes, tanto en comidas como en medicamentos y limpieza.

En estas circunstancias y tras el conocimiento de que las Hijas de la Caridad llevaban una gestión admirable en otros hospitales del país, se solicitó al visitador general de la Congregación el envío de dichas religiosas al Hospital de Vitoria, las cuales se hicieron cargo en 1826 de la asistencia de los enfermos; también comenzó la actuación de una nueva junta y una nueva organización del Hospital con la que no solo se mejorarían los servicios, sino también su economía, ya que descendían los gastos de personal de 14 824 reales a 8800.

Entre las novedades de la nueva organización cabe destacar tal y como lo expresa Manuel Ferreiro Ardións et al., en su libro *La enfermería y el hospital Santiago en la Vitoria del siglo XIX*[11]: «la

---

[10] Ferreiro Ardións, M. Lezaun Valdubieco, J. (n.d.). (2008). Historia de la Enfermería en Álava (Colegio Oficial de Enfermería de Álava).

[11] Ferreiro, Ardións, M. Lezaun Valdubieco, J. (n.d.). (2008). *Historia de la Enfermería en Álava* (Colegio Oficial de Enfermería de Álava).

Madre Superiora e Hijas de la Caridad se describen en segundo lugar por detrás de la Junta Directiva. Queda patente el gran cambio que acontece en el organigrama del Hospital. La Madre Superiora se sitúa inmediatamente bajo el Semanero» (concejal así nombrado por siete días al cual correspondía inspeccionar los servicios y ser el jefe del establecimiento durante esos siete días), «y le sustituye en caso de ausencia de aquél, a partir de ella se organiza todo el Orden Interior del establecimiento».

Los cambios y transformaciones que se fueron produciendo situaron al hospital a la cabeza de los más adelantados, no en vano transcurrió parte de su andadura en los tiempos en los que a Vitoria se le dominó «la Atenas del Norte», porque hubo una época que coincidió con la segunda mitad del siglo XIX en la que Vitoria brilló con luz propia, así Daniel Reboredo en su libro *El Ateneo Científico Literario y Artístico de Vitoria. 1866-1900*[12] describe el período como «años de desarrollo cultural».

Todos estos cambios conllevaron grandes gastos para el hospital, los cuales la Junta Directiva fue sufragando con las donaciones anónimas y absolutas de los vitorianos, con los fondos procedentes de la Rifa de San Antón del 17 de enero, con las donaciones del Indulto Cuadragesimal o Sumario de Abstinencia y Ayuno, o lo que es lo mismo, el dinero que la Iglesia sacaba de las bulas, con las donaciones onerosas o legados en favor de este establecimiento; también los Reyes otorgaron al hospital mercedes y honores como el *Arbitrio sobre la carne*, consistente en el impuesto de dos maravedís en cada libra de carne que se consumiera en Vitoria, posteriormente se sustituyó por una subvención, equivalente a este impuesto, consignada en los presupuestos del Ayuntamiento, además de entregar dos pesetas diarias por cada estancia de enfermo pobre.

---

[12] Reboredo, Olivenza, J. D. (1988). *Ateneo Científico, Literario y Artístico de Vitoria, el: 1866-1900*. Ed: Diputación Foral de Álava. Febrero.

Restaba por contemplar la asistencia a los enfermos pobres de la provincia y a los enfermos de la cárcel; esta última era gestionada por la Diputación, pero en cuanto a la asistencia de los enfermos, se establecieron dos acuerdos perdurando el de 1875 hasta que el Estado se hizo cargo de los establecimientos penitenciarios; más arduo resultó llegar a un acuerdo para atender a los enfermos de la provincia, ya que las Ordenanzas del hospital no eran competentes para decidir sobre este asunto; la situación se resolvió entre Diputación y Ayuntamiento llegando a un acuerdo donde se sentaron las bases para el ingreso de dichos enfermos, aprobadas el 9 de febrero de 1925.

A comienzos del siglo XX las condiciones de vida de la ciudadanía española son de una elevada incidencia de enfermedades infecciosas, de mortalidad infantil, tuberculosis, además del retraso global con respecto al resto de Europa que era tangible.

Tras la II Guerra Mundial (1945) y la adhesión de España a la OMS, se replantea el sistema sanitario español y se pone de manifiesto el problema de regulación de las profesiones sanitarias, al mismo tiempo que prolifera la construcción de complejos hospitalarios. [13]

Durante los años cincuenta y sesenta, la capital alavesa vivió una importante industrialización con el consiguiente aumento de la población, y la aparición de cambios socioeconómicos significativos y de desarrollo de las instituciones sanitarias a partir de la aplicación del Seguro Obligatorio de Enfermedad.

El Hospital Santiago Apóstol conviviendo con todos estos cambios de la sociedad quiso dar un nuevo impulso a la Institución. El Dr. Gómez, director gerente introdujo nuevos profesionales de la medicina, creó nuevos servicios para mejorar los exis-

---

[13] Caviedes López, V. (2014). Rol profesional enfermero. Cambios más significativos en el siglo XX. *Nuberos Científica.* 2(12). Retrieved from https://www.enfermeriacantabria.com/enfermeriacantabria/web/articulos/12/99

tentes. Quería ejercer la medicina eficazmente y tener contacto con la universidad.

Dentro de estas reformas que llevaría a cabo para mejorar la calidad asistencial, se crea en 1965 la escuela de ATS dependiente de la Facultad de Medicina de Valladolid.[14]

En la ceremonia inaugural participa en representación del Excmo. Ayuntamiento, Patrono del Santo Hospital de Santiago de esta ciudad de Vitoria, el concejal y vocal de la junta de dicho hospital, Sr. Ugarte, al considerar la alcaldía, Sr. Ibarra Landete, la importante misión que va a desempeñar la Escuela de ATS, tal y como consta en el EXPEDIENTE N.º 14 de 1965, del Negociado de Beneficencia y Sanidad, sobre creación en el Hospital Civil de Santiago de la Escuela de Ayudantes Técnicos Sanitarios y la conferencia inaugural corrió a cargo del Dr. Carreras Picó, director médico del hospital.

De la mano de la Institución vitoriana y alavesa y de la profesión enfermera iremos adentrándonos en las luces y sombras de cada una de ellas, así como de los avatares que acaecieron a ambas desde el último cuarto del siglo XX hasta nuestros días. [15]

---

[14] Ferreiro Ardións, M. Lezaun Valdubieco, J. (n.d.). (2008). Historia de la Enfermería en Álava (Colegio Oficial de Enfermería de Álava). mayo.

[15] Gran parte de los párrafos de este capítulo son breves resúmenes extraídos de Núñez de Cepeda, M. *Hospitales Vitorianos. El Santuario de la SMA. Virgen de Estíbaliz.* El Escorial. Imprenta del Monasterio. 1931.

3

EN LA ESCUELA

Tras la finalización de la Guerra Civil Española se tuvo constancia de la precariedad de la situación sanitaria en la que se encontraba nuestro país, por lo que se dio paso a la construcción de hospitales por toda la geografía española.

El Ministerio de Trabajo aprobó el 19 de enero de 1945 su Plan de Instalaciones Sanitarias del Seguro Obrero de Enfermedad consistentes en construir 86 Residencias, 149 ambulatorios completos y 110 ambulatorios reducidos.

Se les dio el nombre de residencia y no de hospital porque este último término estaba asociado a viejos hospitales o a los de beneficencia existentes hasta entonces, de los que se decía que eran poco eficaces en las curaciones, y así nacieron los *ambulatorios y residencias* del Seguro Obrero de Enfermedad. [16]

Hasta este momento los cuidados en los hospitales eran prestados por las órdenes religiosas, como las Hijas de la Caridad, entre otras muchas, pero el aumento de recintos sanitarios conllevó la necesidad de más profesionales con la consiguiente dotación de puestos de trabajo para el colectivo enfermero.

---

[16] Pieltáin Álvarez-Arenas, A. *Los hospitales de Franco, la versión autóctona de una arquitectura moderna.* 2003. Tesis doctoral. E.T.S. Arquitectura (UPM).

Ante este panorama, en 1953, se creó el título de Ayudante Técnico Sanitario (ATS), y a la vez se unificaron las tres profesiones auxiliares sanitarias existentes hasta el momento: practicantes, matronas y enfermeras.

Estas nuevas escuelas de ATS solían formar parte de los propios hospitales y estaban adscritas a una universidad; formaron enfermeras desde 1955 a 1977 año en el que se integraron los estudios en la universidad bajo la denominación de Diplomado Universitario de Enfermería.

Los requisitos para entrar en las escuelas de ATS eran tener cumplidos diecisiete años y aprobado el Bachillerato Elemental o Laboral, poseer las condiciones físicas y de salud necesarias, ser presentado por dos personas de reconocida solvencia moral, escribir una carta de puño y letra razonando por qué se desea seguir los estudios de ATS y aprobar un examen de ingreso. [17]

Para hablar de este tema es necesario recordar que se vivían años de dictadura franquista y Sección Femenina; dicha institución marcó el ideal femenino que no era otro que el de la realización personal de la mujer desde su entrega como esposa y madre, la sumisión al varón, dedicándose en exclusiva al cuidado de los suyos y de su hogar.

Por esta razón los trabajos femeninos más adecuados se limitaban a los hospitales, las escuelas y actividades diversas que alejaban a la mujer de los puestos de decisión.[18]

En los años 60, del pasado siglo, la mujer iba abriéndose nuevos horizontes introduciéndose en diversos medios profesionales, siendo la enfermería profesión considerada adecuada como carre-

---

[17] Oliver Garcías, Bartolomé. ¿Cuáles fueron los principales aspectos de la evolución de la profesión enfermera en España cuando los estudios pasaron de Ayudante Técnico Sanitario a Diplomado Universitario de Enfermería? Memoria del Treball de Fi de Grau. 205-16.

[18] Almansa Martínez, Pilar. (2005). La formación enfermera desde la Sección Femenina. *Enfermería Global*.

ra media y bien vista para la mujer por el trabajo asistencial que realizaba.

El Hospital Santiago Apóstol de Vitoria-Gasteiz, atento a todos estos cambios, quiso dar un nuevo impulso a la Institución y una de las reformas que introdujo fue la creación de la Escuela de ATS, dependiente de la Universidad de Valladolid por lo que, el señor Luis Ibarra Landete alcalde de la ciudad de Vitoria, en representación del Excmo. Ayuntamiento, felicitó a la Junta Directiva del Hospital Civil de Santiago de la ciudad por dicha iniciativa y elevó carta al Ilmo. Sr. director general de Enseñanza Universitaria.

SUPLICO: que, mediante la presente instancia y documentos que al efecto se acompañan, tenga a bien previos los trámites que estime oportunos acordar la autorización de una escuela de Ayudantes Técnicos Sanitarios (femeninos) en el Santo Hospital Civil de Santiago de esta Ciudad de Vitoria, y el reconocimiento de sus estudios a efectos oficiales.

Esta escuela cumplirá una triple función: clínica, docente y social.

Función clínica, porque la asistencia hospitalaria moderna exige el concurso constante del Ayudante Técnico Sanitario, en todas las tareas y labores del Hospital. Función docente y universitaria, por lo que supone la permanencia constante de la Universidad en nuestra ciudad y en nuestra provincia. Función social, tanto por lo que respecta a la propia asistencia de los enfermos, como por las posibilidades que se abren, con la Escuela, a la juventud femenina de la provincia y de la capital, en este quehacer que une el estudio y el trabajo.[19]

Además de instruir a los ATS, también se formaron enfermeras especialistas dando comienzo el año 1975 la especialidad de

---

[19] Expediente 54-45-64 del Archivo Municipal de Vitoria-Gasteiz (AMVG) Pilar Aróstegui.

enfermería de análisis clínico llegando a formar seis promociones; a partir de 1977 se crearon las de nefrología (tres promociones) y psiquiatría (ocho promociones), finalizando todas ellas en este hospital en 1988.

Encima de los requisitos relatados anteriormente, la escuela del Hospital Santiago Apóstol exigía, antes del examen de ingreso, realizar un cursillo presencial durante el período estival de un mes de duración. Una vez realizada la solicitud y seleccionado el mes, llegado el día de inicio, con una bata, medias y calzado blanco la solicitante accedía al hospital y le era asignado un servicio en el cual, y tras una breve presentación del personal que allí estaba empleado, le iban informando de cuáles serían sus cometidos; los primeros días siempre estaría acompañada por una profesional, y poco a poco le permitirían realizar ciertas actividades sola como acudir a los timbres o realizar una cama vacía.

Este era el primer contacto con la realidad sanitaria tanto en su vertiente de salud-enfermedad como en la de trabajo en equipo y de relación con las familias y los nuevos compañeros.

Las aspirantes se sumergían en las salas y habitaciones con la candidez de la edad, el miedo a lo desconocido, las ganas por situarse a la mayor brevedad en ese mundo novedoso e idealizado y la ternura hacia el doliente.

Las tareas encomendadas eran sencillas y de poca transcendencia: repartir bandejas de desayunos, comidas…, colaborar en la realización del aseo y de la cama del enfermo, limpiar instrumental, ordenar lencería…, pero en un inicio todo resultaba extraordinario e impactante.

A lo largo de cada día iban rebajando los miedos, el asco y las aprensiones; la religiosa que controlaba la unidad, junto con las pocas o nulas enfermeras que había en plantilla, más las alumnas de segundo o tercero que permanecían realizando sus prácticas, siempre tenían los ojos encima de las aspirantes y facilitaban información y transmitían tranquilidad.

Desde 1965 y hasta 1980, formó a trece promociones de enfermeras con un total de 634 alumnas; en 1978, y ante el Decreto de 23 de agosto que publicó la elevación a rango Universitario la enseñanza de la Enfermería, desapareció esta escuela y dio comienzo la Escuela Universitaria de Enfermería del Colegio Universitario de Álava (CUA), con la que el hospital Santiago Apóstol siguió colaborando ofertando prácticas a su alumnado.

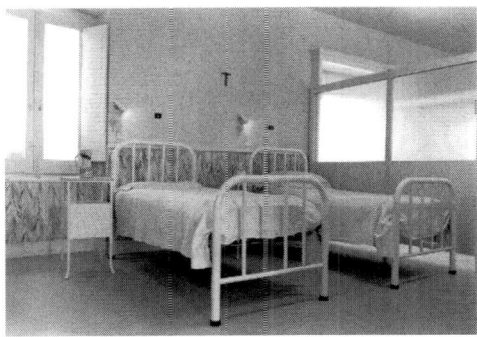

Sala general. ATHA-SCH-PC-27421

El hospital era un edificio rectangular de tres plantas, en el último piso se encontraba la *Comunidad Religiosa* a un lado y al otro la sala de *infecciosos*; en los otros dos pisos restantes las salas de los enfermos, quirófano, radiología, laboratorio, cuarto de socorro y la escuela de ATS, y en el extremo lateral junto a la calle Paz y Olaguibel abría sus puertas la capilla dedicada a la Virgen de la Victoria, en honor al nombre de la ciudad, la cual ejerció de parroquia hasta que fue derruida en 1976 y en su lugar se construyó el pabellón B.

Las dependencias donde se asistía a los enfermos eran las salas generales de treinta camas, o más, separadas cada tres por biombos que no llegaban al techo ni al suelo, se denominaban: «San Roque», «El Cabello», «La Milagrosa», «San Lázaro»…, y todas estaban presididas por una imagen, elaborada en azulejería, del santo correspondiente; hoy en día se encuentran colocadas en el vestíbulo de la entrada principal recordando su pasado no tan lejano.

Estas salas disponían de un control de enfermería, una sala de estar de pacientes, un baño general con dos o tres retretes y otras tantas duchas, al lado un vertedero donde las limpiadoras echaban el agua sucia tras limpiar, diariamente, la sala, y las auxiliares higienizaban el material de desecho, bacinilla, botellas, palanganas, de los enfermos.

Al ser *salas generales* y no haber intimidad alguna, cada una de ellas estaba dedicada a un sexo: *Medicina de Mujeres, Medicina de Hombres, Cardio de hombres, Cardio de mujeres*, y así con todas las especialidades; cirugía era diferente, se añadía el término *mixta* debido a que albergaba varias especialidades: neurocirugía, urología, ORL, traumatología, y en una zona ingresaban los hombres y en otra perpendicular y completamente opuesta, las mujeres.

El recinto de la escuela se encontraba en el ala izquierda de la planta baja del edificio central, más otras aulas anexadas a la fachada posterior, también contaba con la secretaría y el despacho del director.

Su personal estaba formado por el director, profesores cuyo equipo estaba constituido por jefes clínicos y médicos ayudantes nombrados por el decano de la Facultad de Medicina de Valladolid, a excepción del director, que lo nombraba la Junta Directiva del hospital y debía ser reconocido por el Decanato. El profesor de Religión era nombrado por el obispado, la profesora de Educación Física y Formación Política nombrada por la Sección Femenina y de las JONS. La Supervisión de estudios y disciplina de la escuela estaba a cargo de dos religiosas con título de enfermera, de la comunidad del hospital.

Envueltas en nuestro uniforme gris marengo claro, abotonado por delante, con cuello, puños, manguitos, delantal que se cruzaba en forma de aspa por detrás, cofia, medias y calzado blanco, capa azul marino con la insignia de la escuela para la calle y períodos fríos, e identificadas con una placa en la que constaba el nombre y primer apellido; según la promoción a la que se pertenecía, esa placa era blanca, azul o burdeos con las letras en blanco y negro, de tal manera que cuando una promoción terminaba, el color lo adquiría la entrante y así sucesivamente. Las alumnas impregnábamos todos y cada uno de los rincones del hospital.

Algo similar sucedía por las calles de Vitoria ya que, solíamos acudir vestidas de uniforme con nuestra capa azul marino de tal manera que llenábamos la ciudad de este color.

Las asignaturas eran de contenido médico: Anatomía, Patología, Farmacia; Especialidades Médicas, Obstetricia, Cirugía General, Ginecología, Pediatría, Microbiología e Higiene,

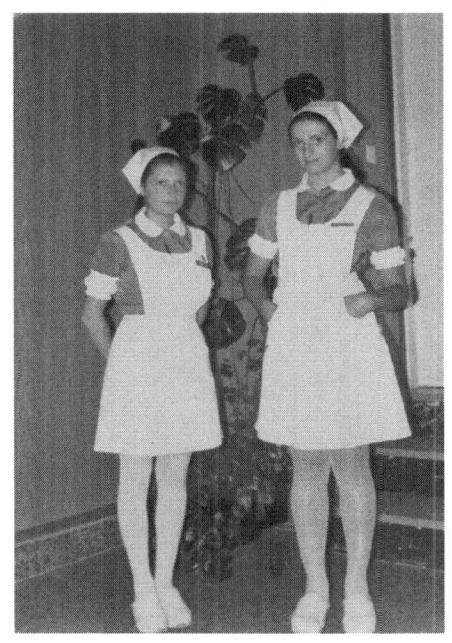

Aurkene G.ª de Albéniz y Camino Campo.

Histología; Psicología y Nociones de Psiquiatría; Historia de la Profesión, Moral, Religión, Educación Física y del Hogar y Educación Política.

Disponíamos de un único libro de texto por curso, estos estaban escritos, principalmente, por médicos; en Moral se nos hablaba sobre la abnegación, la paciencia con el enfermo, la dignidad, discreción, la obediencia hacia el médico, y en Historia de la Profesión estudiamos, someramente, a Florence Nightingale.

He podido leer en la *Revista ilustrada de Navidad de 1951* una entrevista a las enfermeras del Hospital Civil de Santiago, en la que Maese Querube[20] da comienzo con la siguiente frase:

---

[20] Querube, Maese. Colaborador de *Vida Vasca*, sobre temática alavesa entre 1947 y 1958.

Hemos reunido a un grupo de enfermeras del Hospital de Santiago. Quisimos por nuestra cuenta, rendirles un modesto tributo de admiración, su labor callada y heroica bien lo merecen. Dialogamos con cuatro de ellas, manojo bello representativo de las enfermeras vitorianas.

Cuando el entrevistador pregunta: ¿cómo definiríais a una enfermera?, ellas responden: como un compuesto de vocación, conocimiento, bondad y caridad.

En otro momento de la entrevista las enfermeras responden: una enfermera será tanto más completa cuanto mejor atienda al hombre completo, es decir, al cuerpo y al alma y cada cosa, naturalmente, dentro de sus posibilidades y sin mermar las jurisdicciones del médico y del sacerdote, o sea, que la enfermera siendo la única intermediaria entre el médico y el enfermo, debe ser colaboradora del primero, servidora del segundo y auxiliar igualmente del sacerdote.[21]

Las clases teóricas se impartían en turno de tarde de lunes a viernes a primero y tercero, y segundo curso las recibía en turno de mañana durante los mismos días de la semana. Los tres cursos disponían de un día libre entre semana.

Las prácticas se realizaban, al contrario, primero y tercero por las mañanas de lunes a viernes, y segundo por la tarde.

Los turnos de prácticas abarcaban, a lo largo de los tres años, la mayor parte del horario de la carrera, ya que se tenía la idea de que el conocimiento teórico no se consideraba tan importante como el práctico; en Oliver Garcías puede leerse: «*… los ATS deben dominar los conocimientos técnicos y teóricos, pero evitando el exceso para evitar extralimitarse en sus funciones*». Los conocimientos teóricos se limitaban a nociones y definiciones básicas para formar ATS poco sabios. [22]

---

[21] *Revista Fin de año. Revista ilustrada de Navidad.* 1951. Fondo Fundación Sancho el Sabio. Vitoria-Gasteiz.
[22] Oliver Garcías, Bartolomé. *¿Cuáles fueron los principales aspectos de la evolución de la profesión enfermera en España cuando los estudios*

Para hacernos mejor idea, vamos a tomar como referencia la Escuela Salus Infirmorum de Madrid, que obtuvo su reconocimiento oficial como Escuela de la Iglesia en 1954, adscrita a la Facultad de Medicina de la universidad de su distrito, en su plan de estudios, entre 1953 y 1966, predominaban las horas prácticas (2500) frente a las teóricas (954); entre 1966 y 1980 incluía 2300 horas prácticas y se incrementaron las horas teóricas hasta 1208.

No existían protocolos ni seminarios ni salas de demostración, por lo que el aprendizaje era siguiendo el modelo vicario, es decir, por observación. Cinco o seis alumnas de primero (siempre las mismas) serían asignadas a otras cinco o seis alumnas de tercero (también las mismas); estos grupos permanecerían juntos durante todo el año resultando que las de primero eran tutorizadas por las de tercero; las de segundo, sin embargo, empezaban a volar solas, la única tutoría era la de la religiosa, que permanecía en el servicio dos horas por la tarde y la de los médicos que estaban de guardia y solían ser requeridos en las urgencias.

El rotatorio de servicios por los que debíamos transitar médicos, quirúrgicos y centrales cirugías, medicinas, cardiología, neumología, quirófanos, paritorios, pediatría, hemodiálisis, laboratorio, radiología... estaba diseñado desde que comenzaba el primer año hasta que finalizaban el tercer curso.

Los turnos de prácticas de fin de semana y festivos eran colocados en el tablón de anuncios con anticipación; igualmente para los servicios de guardia de 20:00 a 22:00 de los días de labor y los de las velas nocturnas, a las cuales las hacían coincidir con los días libres de las clases teóricas de tal manera que, al haber finalizado el largo turno de diez horas, pudiéramos acostarnos y descansar.

Los turnos de vacaciones de las clases teóricas coincidían con las vacaciones escolares del país, pero los de prácticas eran justo la

pasaron de Ayudante Técnico Sanitario a Diplomado Universitario de Enfermería? Memoria del Treball de Fi de Grau. 205-16.

mitad, de tal manera que en Navidad se disfrutaba de una semana libre; en Semana Santa, de cuatro o cinco días, y en verano mes y medio. Cada alumna elegía su turno a disfrutar y las religiosas elaboraban el calendario respetando el período vacacional elegido.

En 1957 se inauguró en Vitoria la Residencia «Ortiz de Zárate», para todos conocida como «Residencia Arana», primera residencia sanitaria *pública* en Álava. A su lado el Hospital Santiago era una institución muy humilde, situación con la que convivió durante muchos años, y el alumnado ATS constituía su *mano de obra barata*, en sí solo *mano de obra* porque no se cobraba ningún salario, al contrario, la alumna pagaba la matrícula y doce mensualidades de 1000 pts. cada una en cada curso académico.

Aunque ingresaban pacientes de Seguridad Social, continuábamos asistiendo a pobres y desvalidos, lo que no impidió que también se atendiera a personas con cobertura privada, los *privados o de pago*; estos ingresaban en un edificio nuevo, adosado a la parte trasera del ala derecha, llamado «la Clínica». La estancia de estas personas era cubierta por sus seguros y, aunque la asistencia era igual, ya que el personal sanitario que les atendía era el mismo que en los demás servicios, había pequeñas diferencias como, por ejemplo, las habitaciones, que eran de dos camas con baño y material propio; incluso en las comidas, de vez en cuando, se tenía otra consideración.

Pero el hospital, con el Dr. Múgica al mando, fue poco a poco modernizándose y las últimas promociones de ATS pudimos conocer recién inaugurado en abril de 1974, el Pabellón A, con sus habitaciones dobles y baño en cada habitación; vimos desaparecer el jardín y la capilla, lugar en el que fue alzándose el Pabellón B, que no se inauguraría hasta 1981, así como la remodelación y modernización de lo que era llamado «Cuarto de Socorro» por el nuevo «Servicio de Urgencias».

Antes de acudir a las salas de enfermos nos pasaban lista porque estaba prohibido faltar a prácticas, había que justificar la ausencia y recuperar, era eso o suspender el curso.

Durante la semana no se solían hacer cambios, ya que de prácticas se pasaba a clase y viceversa, pero durante el fin de semana (solo se libraba uno completo al mes), si surgía alguna circunstancia personal, se solía cambiar con alguna compañera avisando previamente.

En primer curso, habitualmente y hasta conocer el funcionamiento del servicio, realizábamos todo tipo de actividades junto con otra compañera de tercero o con la auxiliar de enfermería que estuviera en el turno, pero en breve espacio de tiempo empezábamos a adquirir todo tipo de habilidades: inyecciones, análisis, aplicación de tratamientos orales, parenterales, realizábamos todo tipo de curas...; pasar visita médica, rellenar solicitudes médicas de laboratorio, radiología, etc.; actualizar tratamientos, informar al turno entrante de la evolución y cambios de los enfermos, en las que bajo atenta mirada de las compañeras, comenzábamos a desenvolvernos solas.

Preparábamos bombonas con gasas y compresas para que fueran esterilizadas, limpiábamos y afilábamos las agujas utilizadas (entonces no existía el material desechable) que, colocadas en pequeños autoclaves o hervidores, después se esterilizaban; también las sumergíamos en alcohol o clorhexidina; lo mismo sucedía con las jeringas, que eran de cristal. No se utilizaban guantes desechables, y los estériles solo en quirófano; las esponjas del aseo de los pacientes solían ser comunitarias, así como el material de orina y heces.

No existía la figura del celador como la conocemos hoy, sí la del varón al que llamaban *enfermero*, cuyo cometido, principalmente, eran las movilizaciones de pesos relacionados con el paciente y el resto de actividades que ejecutaba era mixto entre la auxiliar y el celador, y muchos de sus trabajos los llevábamos a cabo las alumnas, como acompañar a los enfermos a radiología, enviar muestras al laboratorio, recoger material estéril en quirófano, entregar volantes en los consiguientes departamentos...

También se salía, voluntariamente, después de clase y antes de la cena, a los dispensarios situados en la calle para atender a personas necesitadas que allí acudían, incluso en alguna ocasión nos desplazábamos a los domicilios, como aquella vez en la que una compañera en turno de noche tuvo que acudir junto a un MIR a una casa y valoraron a una persona con signos de apendicitis a la que hubo que trasladar al hospital e intervenir quirúrgicamente; se trataba de las reminiscencias de la beneficencia municipal.

La solicitud de farmacia, de almacenes, cocina, papelería, mantenimiento, la intendencia en general, corría a cargo de la religiosa responsable del servicio, igual que la lencería; esta última, en algunos casos, solía estar bajo llave, así, cuando en el turno de tarde o noche no estaba la religiosa, muchas veces no había ropa para cambiar las camas y a los pacientes.

Por descontado añadir que el nivel de responsabilidad exigido a la alumna de primero tenía mucho que ver con el servicio asignado y con la religiosa responsable del mismo; eran tiempos de servilismo y sumisión al médico, y, dependiendo de quién fuera el jefe de servicio, a estas alumnas se les alentaba a realizar unas cosas u otras.

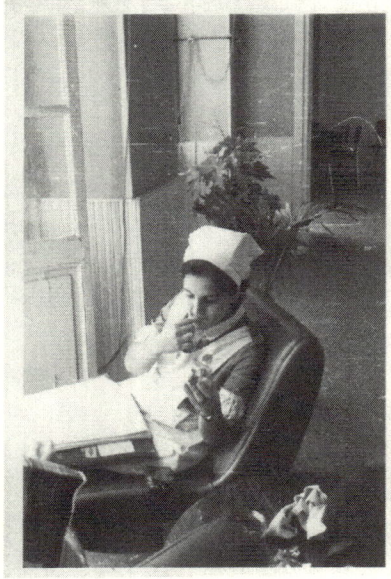

Paquita Morcillo de relax en la galería de la escuela.

Hubo varias promociones que cursaron los estudios en forma de internado, tal y como requerían las exigencias de la Sección Femenina, y aunque las hubo que no lo conocimos, salvo dormir, llevamos a cabo todas las rutinas propias de un internado; durante tres años ese fue nuestro mundo; así por ejemplo, dispusimos del enorme comedor, atendido por su cocinera, «Lucía», y auxiliares de cocina. A media mañana o media tarde cuando sentíamos un poco de hambre solíamos bajar de los servicios al comedor y preguntábamos si había algo sobrante para comer y, dependiendo de ello, Lucía abría la ventanilla que separaba la cocina del comedor y sacaba alguna bandeja; la tortilla de patata era lo más habitual, y desaparecía rápidamente.

Algo de lo que disfrutábamos era de la galería y sus enormes ventanales que recorre toda la planta (y todas las plantas de este edificio) que, amueblada con sillas bajas, tipo hamaca de mimbre o bambú o de polipiel con su mesita correspondiente, al acceder a las aulas o al comedor era lo primero que pisábamos. Nos retirábamos la cofia, los zuecos y nos relajábamos tras la comida antes del comienzo de las clases teóricas vespertinas. En este lugar cantábamos, desgranábamos chistes, nos desahogábamos verbalizando errores, frustraciones, hallazgos, novedades como la de aquella vez que un paciente nos pidió que lo acompañáramos a la capilla para escuchar la misa. Era domingo y todos aquellos enfermos que podían moverse sin ayuda tenían permiso para salir de la sala de enfermos y acudir al recinto religioso a cumplir con la obligación dominical, y es que, como refiere Núñez de Cepeda en *Hospitales Vitorianos*:

> … *desde su inauguración el hospital Santiago Apóstol se encargó no solo del cuidado del cuerpo sino también del cuidado del alma, y por ello siempre dispuso de hasta dos capellanes católicos que se ocupaban del bienestar espiritual de los ingresados pasando a visitarlos ofreciéndoles confesión y la ayuda que precisasen, como la Extremaunción.*

No fueron pocas las veces que acompañamos al capellán y a la familia en estos duros momentos.

O aquella otra vez en el servicio de radiología cuando estropeamos una radiografía que sor Manuela nos indicó que pusiéramos en la máquina de revelado, en el «cuarto oscuro», lo hicimos mal y se veló entera y hubo que repetir. El miedo no era a sor Manuela, que solía refunfuñar, pero con la sonrisa en los labios, era como una niña pequeña; el miedo era al Dr. Gil y su mal humor.

¡Qué cantidad de situaciones, ocurridas durante tantos años y a tantas alumnas, podrían contarse!

En período de exámenes buscábamos dónde estudiar, ya que no disponíamos de suficientes espacios al respecto, pero nunca hubo problemas.

En general había mucha alegría, también días grises y menos ruidosos, de tensión, nervios y preocupación, pero sobre todo de alegría. Nos conocíamos todas; con unas había más camaradería que con otras, no podía ser de otra manera, pero se vivía el compañerismo, y no éramos nosotras solas las convivientes; el hospital era pequeño y las relaciones se establecían entre todos: auxiliares, MIR, médicos, enfermeras, enfermeros (celadores), practicantes, religiosas…; a lo largo de las promociones formamos una gran familia que perduró en el tiempo.

Atilano, el mozo de autopsias, era una persona singular de peculiar relación. En la formación del ATS femenino, al contrario que en la formación masculina, no estaba contemplada la asignatura Autopsia médico-legal, en su lugar estudiábamos Enseñanzas del Hogar, quedando vedado el departamento de autopsias a las féminas; en nuestro caso y con la prerrogativa anterior y con la personalidad de Atilano, costaba atreverse a presenciar una autopsia, sin embargo, hubo compañeras que sí lo hicieron y no tuvieron problemas ni sobresaltos.

Otra de las personas *únicas* fue Nemesio, varón que provenía de aquella primigenia institución en la que el *enfermero mayor* era ayudado por los enfermeros segundos o sirvientes; estos últimos vivían en el hospital y debían permanecer solteros. Nemesio, en el momento en el que hablamos, continuaba viviendo en las dependencias del hospital; lo conocimos mayor y desocupado. Solía, al mediodía, salir por el cuarto de socorro a la calle de Santiago, con la bota de vino, la llenaba y volvía sobre sus pasos y la ofrecía para el almuerzo; además, y para su entretenimiento, colaboraba, en lo que fuera posible, con la comunidad religiosa, farmacia, salud laboral, cuarto de socorro; allá por donde pasaba nos regalaba su saludo y

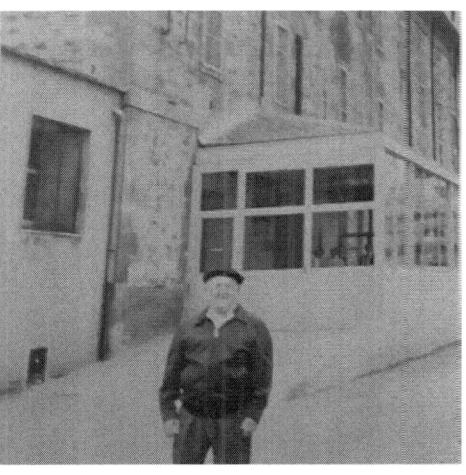

Nemesio saliendo del S. de Urgencias.

algún que otro comentario. El Dr. Echávarri, anestesiólogo, lo inmortalizó en una graciosa caricatura con la bota de vino que fue expuesta durante muchos años en Farmacia, no existiendo en la actualidad.

Todas las promociones teníamos nuestra *delegada*, la cual, además de ejercer sus funciones de representación del curso, solía comer una o dos veces al año con el director de la escuela y su esposa.

También disponíamos de *padrino de promoción*; solía tratarse de una personalidad de relevancia de la ciudad, un empresario de la ciudad, el presidente del club de fútbol…; entre sus funciones una era la de donante pecuniario, contribuyendo con ello al viaje de fin de estudios.

Esperábamos con ansia, ya que eran muchas las horas de prácticas, de trabajo, la celebración del *paso al ecuador*; se trataba de tres o cuatro días libres que solían coincidir con la festividad de San Prudencio y el 1 de mayo, a disfrutar en segundo curso.

En ese pequeño período de *rito de paso* cada una elegía cómo disfrutarlo, algunas pasamos los días arropadas por dos tiendas *canadienses* acampadas en Zarautz realizando senderismo entre Getaria y Donostia, dejándonos acariciar por la brisa del Cantábrico; otras compañeras acudieron a Lloret de Mar...; se vivía intensamente aquella sensación de *¡por fin unos días solas, sin que nadie nos pase lista, lejos del dolor, la responsabilidad!*

De los aspectos lúdicos cabe destacar la ilusión en la preparación del viaje de fin de estudios. Hubo promociones que, para sacar dinero, además de vender lotería, hacer tortillas, salieron a la calle a cantar la noche de Santa Águeda, eran chicas, pero les fue permitido, otras salimos en Nochebuena por la calle cantando villancicos.

Las clases finalizaban a las ocho de la tarde, el rato hasta la hora de la cena lo utilizábamos para pasar apuntes y estudiar, pero el primer trimestre, en el que todavía no habíamos recibido mucha materia, algún día suelto entre semana salíamos hasta el «Felipe» en el resbaladero, o nos acercábamos a bailar hasta «El elefante blanco»; otro de los días nos era asignado lo que llamaban *guardia*, consistente en reforzar, de ocho a diez de la tarde a las compañeras de segundo; después cenábamos y despacito a dormir; al día siguiente había que madrugar y estar preparadas cuando pasasen lista para comenzar otro día de prácticas.

Nuestros profesores realizaban exámenes trimestrales, pero los oficiales eran en junio y su duración oscilaba entre uno y dos días; acudían catedráticos de la Universidad de Valladolid. Se temía especialmente al profesor Landinez, le solía gustar enviar a varias alumnas a repesca oral, situación no muy agradable para quien le tocaba pasar ese apuro.

En una ocasión una de las preguntas que formularon versó sobre la *anatomía del carpo*, y hubo muchas personas que respondieron hablando del *tarso*; el Dr. Rojo, profesor de Anatomía, que se estaba paseando por los pupitres vigilando el examen, observó que nos estábamos equivocando e intentó remediarlo realizando gestos sin que los catedráticos le vieran. ¡Qué mal rato pasó y qué disgusto tenía!

O aquella otra vez que preguntaron sobre el procedimiento de la punción lumbar, algo que no habíamos estudiado, pero sí realizado en varias ocasiones a lo largo del curso en nuestras prácticas acompañando al médico, prácticas que valieron la respuesta adecuada.

Superados los exámenes, durante las prácticas de verano, ya pertenecíamos al curso siguiente; por una parte, nos era asignada una nueva aspirante a la que iríamos orientando en este maravilloso mundo, y por otra, durante las primeras semanas notaríamos el espacio vacío que habían dejado las nuevas tituladas: comenzaba otro tiempo en el que iríamos percibiendo el cambio: tiempos de adquisición de nuevos conocimientos, de asunción de decisiones sin el amparo de otras compañeras…

La medicina que se aplicaba era paternalista y de enfoque médico, de esta manera el plan de cuidados de la enfermera consistía en el aseo al encamado, aplicar tratamientos medicamentosos, realizar curas, controlar constantes vitales y registrarlas, acompañar al médico en su visita diaria a los enfermos y transcribir, diariamente, todos y cada uno de los tratamientos, así como las exploraciones pendientes de realizar o de resultados. Los cambios indicados por el médico en el pase de visita los escribíamos en un dietario vertical, una vez finalizado lo transcribíamos a un cuaderno apaisado con líneas donde constaban los datos del paciente y su tratamiento. Al transcribir nos esforzábamos para no cometer errores. Lo denominábamos *parte*. Dicho *parte* lo actualizábamos día a día en el turno de mañana y en los turnos de tarde y noche añadíamos o anulábamos los cambios acaecidos para lo que utilizábamos signos < > y colores consensuados: rojo, negro, azul.

Una vez que finalizaba el turno y llegaban las compañeras de relevo se pasaba *el parte oral*, es decir, informábamos de los cambios en los tratamientos, de la evolución de cada uno de los pacientes y circunstancias sobrevenidas en dicho turno. De los cuidados de la enfermera no quedaba constancia alguna, todo era oral; si a eso añadimos que no existían protocolos escritos, era como que la enfermera no existía; lo que quedaba en el ánimo de cada una era la sensación del trabajo bien hecho, de los ratos pasados con el enfermo acompañándolo en su cama o en las soleadas galerías, de las charlas con los familiares, del intercambio de impresiones con otros compañeros. Era una vivencia muy intensa y enriquecedora.

Hay recuerdos que permanecen como aquellas horas de guardia de ocho a diez de la tarde-noche, intensas en actividad, en las que se aplicaban los tratamientos médicos y dejábamos al enfermo preparado para descansar. Se trataba de preparar y administrar inyecciones, sueros, colocar vendajes, realizar curas de fístulas, úlceras varicosas, drenajes, de escaras de piel, enormes en extensión y profundidad, malolientes y dolorosas.

Eran momentos en los que se te encogía el corazón por lo indigno de la situación, porque tardaban en curar, o no curaban nunca y mantenían postrada a la persona en su propia putrefacción; o como aquel 3 de marzo de 1976, que estando instrumentando en el quirófano de cirugía, a la vez escuchábamos desde un pequeño transistor los comentarios de la policía, lo que sucedía en asamblea celebrada en la iglesia de San Francisco, y que empezaba a haber heridos; eran heridos de botes de humo, pero también de bala, y había muertos; hablaban de trasladarlos a los hospitales. Desde el Cuarto de Socorro avisaron a quirófano de que había varios heridos y a alguno de ellos había que intervenir quirúrgicamente; ante esa perspectiva, el cirujano jefe dijo al anestesista: «Voy cerrando, puedes ir despertando a la paciente y que la trasladen a la habitación». Hubo que cerrar la intervención en la mitad, al día siguiente se finalizaría. Aquella tarde aprendimos que hay operaciones que pueden realizarse en dos fases, y que en una situación de urgencia es muy importante la valoración inicial, ya que, aunque todo sea urgente, no puede hacerse a la vez; para ello hay que priorizar las acciones.

Varios de los médicos que pasaban por las salas de enfermería eran profesores en la escuela, a la vez que marcaban su autoridad mostraban su confianza hacia nosotras; había excepciones que confirmaban la regla como aquel que siempre dejaba claro su estatus, incluso en quirófano cuando nos tiraba las pinzas y las tijeras a los pies; pocos había que nos menospreciaran; eso sí, quedaba claro que estábamos por debajo de ellos. No se debía llevarles la contraria ni dejarles en feo delante de nadie, ya que la función enfermera seguía quedando condicionada a las directrices médicas, como así lo marcaba la propia titulación al especificar la palabra *ayudante*, sin olvidar, además, que la formación continuaba en manos de los facultativos de la medicina. [23]

De vez en cuando se nos recordaba que debíamos estar presentables con el uniforme aseado y los botones atados y ajustados que utilizáramos pendientes, zuecos y medias limpias, es decir, que ofreciéramos una presencia «agradable, bella», porque «la belleza del cuerpo suele unirse a la nobleza del alma y delicadeza de sentimientos».[24]

Por ello, la X Promoción escribimos y cantábamos el siguiente estribillo (con tonadilla de la canción *Dominique, nique, nique*):

Las ATS, las ATS de la X Promoción
Somos de lo mejor, de lo mejor
Que ha pasado por la escuela de Santiago
De Santiago Apóstol.

---

[23] Martínez Cadaya, N. El rol enfermero. Cambios significativos entre ayudante técnico sanitario y diplomado universitario de enfermería. *Cultura de cuidados*. 2012. N.º 33.
[24] Almansa Martínez, Pilar. (2005). La formación enfermera desde la Sección Femenina. *Enfermería Global, 2.*

Don Aurelio es muy serio
Las monjas la perdición
Esa cofia, esos zuecos,
Esa media, ese botón…

Don Aurelio era el director de la escuela y las monjas que se encargaban de las alumnas eran, a su vez, las profesoras de Historia de la Profesión.

Durante el mes de mayo, en tercer curso, solía haber reuniones de corta duración en las que nos explicaban cómo hacer la fotografía para la *orla*; o se nos informaba de las posibilidades de trabajo existente tras la titulación, o acerca de la colegiación oficial obligatoria en el Colegio Oficial de Enfermería, a la vez que se finalizaba la preparación del viaje de fin de curso, el cual solía ser por alguna ciudad de Europa y éramos acompañadas por un profesor y su esposa.

Al terminar los estudios, antes de despedir a la *nueva promoción titulada*, la escuela celebraba una cena con las alumnas salientes y sus profesores.

En líneas generales éramos estudiosas y responsables, no en vano la idea que se tenía, y esperaba, no era otra que la de que la enfermera era una mujer vocacional y con espíritu de sacrificio; la nota media era alta y la escuela disfrutaba de prestigio en Valladolid.

Preparábamos nuestro examen final aquel año 1977; a la vez que estudiábamos, escuchábamos sin parar a todas las horas el estribillo: «*Libertad, libertad sin ira, libertad, guárdate tu miedo y tu ira porque hay libertad sin ira, libertad, y si no la hay, sin duda, la habrá*», y es que en España, ese año, el 15 de junio, se celebrarían *elecciones generales* para elegir a los miembros que iban a constituir las Cortes, el Congreso de los Diputados y el Senado. Serían las primeras elecciones libres que se celebraban tras la dictadura de Franco.

Tras la muerte del dictador, en nuestro país se quería *cambio*; cambio que también surgiría en otras áreas de nuestro entorno, como en la enfermería y en el Hospital Santiago Apóstol de Vitoria-Gasteiz.

Todo llegó y pasó, resultó un mes de nervios y de ilusión por haber conseguido la meta.

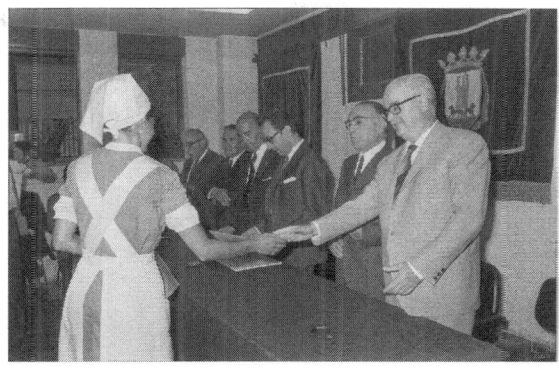

Entrega de diplomas. Foto: ARQ-3947_19(4)

Esta meta era reconocida en ceremonia oficial el 25 de julio, festividad de Santiago Apóstol, y fiesta en Vitoria-Gasteiz, con la entrega de diplomas a cada una de las enfermeras tituladas, acto llevado a cabo en el salón de actos por autoridades municipales y del propio hospital.

4

ATERRIZANDO EN LA ARENA

Ya éramos *tituladas*, así nos decían cuando se referían a nosotras.

Con el título de ATS en la mano los nervios cedieron el paso a la ilusión; ilusión por comenzar una nueva etapa en la que sentías que, aunque todo permanecía igual, sin embargo, el ala protectora de la escuela había desaparecido, te encontrabas contigo misma y empezabas a vislumbrar circunstancias que no habías vivido anteriormente.

Habíamos cambiado el número de matrícula escolar por el de *colegiada*, requisito indispensable para ejercer nuestra profesión y pagar un seguro de responsabilidad civil. Lo hicimos en el Colegio Oficial de ATS de Álava.

El uniforme gris marengo dio paso al azul celeste, con cuello en pico y sin botón; la cofia dejó de ser tipo pañoleta para constituirse en un pequeño tocado de color blanco almidonado, complementario al uniforme, pero sin función alguna. Nadie nos recordaba que teníamos que ser las *niñas monas y buenas* del hospital, pero ciertos detalles perduraban, como el toque femenino de la toca.

También permaneció la presencia de las religiosas Hijas de la Caridad, ya que la superiora de dicha congregación era la jefe de enfermeras, y las encargadas del servicio o unidad, es decir, las supervisoras, también eran religiosas; cambiamos de rostros, pero continuábamos con ellas.

Tampoco se correspondía la persona que dirigía la escuela con la que dirigía el centro, en este caso se trataba del cardiólogo Dr. Múgica Echarte, profesional que, además de gestionar el hospital, realizaba intervenciones de corazón; conocemos a una de sus pacientes intervenidas en 1974 y todavía la podemos saludar por la calle y escuchar, sin querer, su válvula metálica cuando entretenidas hablamos de esto y lo otro.

Fuimos varias las enfermeras de promoción las que elegimos quedarnos a trabajar en el Hospital Santiago Apóstol; algunas de ellas coincidimos en la misma unidad, lo que facilitó el trabajo.

Formalicé el contrato de trabajo en el departamento de personal y fui asignada a dos servicios: Medicina de Mujeres y Urología, en los cuales no había hecho prácticas durante los tres años de estudio.

La explicación se debe a que Medicina Interna disponía de tres áreas bien diferenciadas: Medicina de Hombres, Medicina de Mujeres y 4.ª planta del nuevo pabellón A.

Yo realicé prácticas en M. Hombres y 4 A, por lo que respecto a conocimientos sobre esta especialidad no tuve problemas, eso sí, supuso aprender a manejarme en este nuevo espacio y su logística.

Tampoco conocía Urología, se trataba de una unidad remodelada con seis habitaciones de dos camas cada una y otra habitación individual. En este caso tuve que aprender de todo.

Estas unidades no habían tenido enfermeras tituladas en plantilla, solo había una en turno de noche fijo, la religiosa como supervisora y el resto estaba compuesto por auxiliares de enfermería.

Inicié mi andadura laboral en turno de noches alternas durante un mes y me encontré con dos auxiliares de enfermería: M.ª José Escalante y M.ª Fe Antón, para las cuales este era su turno y sus servicios (M.ª José en M. Mujeres y M.ª Fe en Urología) desde hacía años y dominaban su contenido perfectamente, conocían la ubicación de las camas, los timbres, los diversos materiales…; esta situación facilitó mi trabajo y me aportó tranquilidad.

En este turno de noche, las auxiliares se mantenían cada una en su servicio, sin embargo, la enfermera, como era una sola para las dos salas, tenía que desplazarse de un lugar a otro, los cuales estaban distantes varios metros.

La primera noche fue catastrófica, pensaba que me retirarían el contrato. Tuve que llamar al urólogo de guardia y, lo que parecía que podría tener un desenlace fatal, se resolvió sin ninguna incidencia.

Fueron quince noches durante las cuales me sentí apoyada y cuidada por M.ª José y M.ª Fe (esta última en años posteriores pasó a denominarse Lucía Fe). Eran como la hermana mayor que te acompaña en los primeros pasos.

Si mientras estábamos en la escuela nos arropábamos entre las propias alumnas, en el mundo laboral la colaboración partía del estrecho contacto entre la enfermera, la auxiliar y el enfermero (celador en la actualidad). Aquella pri-

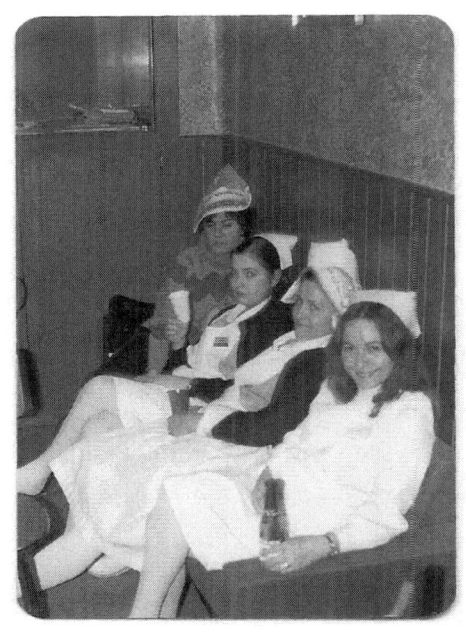

Lourdes Alonso. Camino Campo. M.ª José Escalante y M.ª Fe Antón en la noche de Nochebuena 1977. Medicina de Mujeres.

mera noche y la relación continuada me hicieron ver que en la atención del enfermo tomamos parte varias categorías sanitarias igual de importantes y necesarias todas. Es una máxima a tener en cuenta para que los equipos desarrollen adecuadamente su trabajo a la vez que lo disfrutan.

Durante los primeros meses resultaba extraño que, al finalizar el turno y saludar a las colegas que comenzaban el suyo, no pasabas al comedor o a las aulas; salías directamente a la calle, dirigías un saludo a los trabajadores con los que te cruzabas y ahí terminaba todo.

Una de las novedades consistió en aprender a trabajar en equipo bajo normas laborales que no habías conocido, como aquellos turnos rotatorios de cuarenta y dos horas semanales en los que alternabas con unas y otras personas, a las que ibas tratando y conociendo poco a poco.

Ya no era tanto cuestión de estudiar, aprender técnicas y adquirir habilidades como de saber moverte entre empleados regidos por distintas motivaciones, y conocer que en ese nuevo mundo tenías tus derechos, para ello contabas con el comité de empresa, y, por otra parte, el hospital te recordaba cuáles eran las normas de actuación de la institución, además de que no debías olvidar las obligaciones como trabajador.

4.1 Estructura física y especialidades médicas.

Con el paso del tiempo nos íbamos adentrando en la dinámica del hospital, situación que nos permitió saber más de él.

Casi desde el primer día de contrato y de trabajo pudimos percibir que el hospital y la enfermería avanzaban, con movimientos, metafóricamente hablando, como los peristálticos de nuestro organismo, hacia adelante, y es que no podía ser de otra manera porque el hospital, siempre en la brecha en Álava y muy querido por la población, tenía que crecer y modernizarse.

En el segundo quinquenio de los años setenta del pasado siglo, disponía de las especialidades de un hospital general: medicina interna y oncología, cardiología con UCI, neumología, cirugía general, traumatología, cirugía vascular, nefrología anestesiología, ginecología y obstetricia, pediatría, odontología, oftalmología, patología y autopsias, y además, rehabilitación, alergología, urología, neurocirugía, ORL, quirófano y esterilización, análisis clínicos, hematología y microbiología, radiología, cuarto de socorro, nefrología y hemodiálisis, importante reseñar este último por lo que siempre ha aportado al paciente renal y porque facilitó que se realizara la especialidad de enfermería de nefrología.

El Hospital Santiago era más que un hospital general.

El Dr. Múgica, ambicioso y trabajador, ambicioso porque tratándose de un hospital pequeño y humilde, siempre estaba pensando en la ampliación de especialidades e instalaciones; así, antes de finalizar los años setenta, se inauguró el primer escáner aumentando con ello el equipamiento del servicio de radiología; envió fuera a dos traumatólogos a formarse: uno en traumatología pediátrica y otro en cirugía maxilofacial, y a una médica internista en medicina nuclear, surgiendo de esta manera dichas especialidades; por

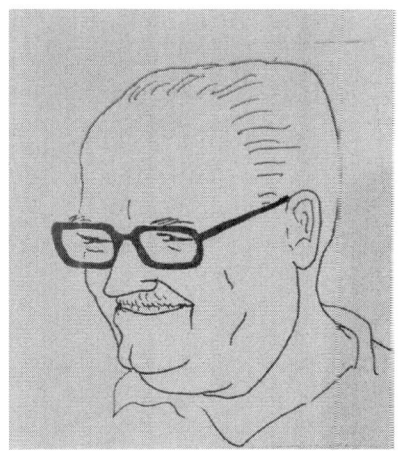

Dr. Múgica. Autor: Ramón Echávarri.

otra parte, un nuevo dermatólogo y un neurólogo (neurología hasta ese momento era atendida por medicina interna) entraron a formar parte de la plantilla y a desarrollar sus respectivos departamentos igual que los tres anteriores.[25]

---

[25] El neurólogo que puso en marcha la especialidad, A. Goicoechea, en la actualidad, destaca porque desde la neurociencia, busca explicaciones biológicas al dolor, siendo pionero en España en la pedagogía en neurobiología del dolor, que consiste en informar y explicar el dolor para aliviarlo. https://es.wikipedia.org/wiki/Arturo_Goicoechea

Se amplió el quirófano, finalizó la construcción del pabellón B y, con ello, desaparecieron las salas generales y se inauguraron cuatro unidades de enfermería con veinte habitaciones dobles y baño propio, además, estos contaban con un lavacuñas integrado; dispositivo altamente valorado por el personal de enfermería, por lo que conllevaba en el momento de la limpieza e higienización de dicho material. Los arquitectos de Diputación junto a la subjefa de enfermería, Maite Gamarra-Mayor, fueron los artífices de dicha modernización. Se modernizó el servicio de dietética y nutrición. También contó con UCI de neurocirugía y dos plantas de consultas externas, contribuyendo a que la imagen de hospital de beneficencia desapareciera, aunque continuaban siendo necesarios equipamiento y personal, así como cambiar o adquirir nuevas dinámicas de trabajo.

4.2 Cambios en las expectativas de enfermería y en su organigrama

Entre todos estos movimientos también se produjo el apoyo a la jefatura de enfermería ostentada por sor M.ª Pilar, superiora de la Comunidad Religiosa, de una Subjefatura *seglar*. Dicho puesto lo desarrolló M.ª Asunción Apiñaniz (†), enfermera de la plantilla de reconocido recorrido profesional.

Las cosas iban cambiando y con posterioridad y tras unas elecciones entre la plantilla de enfermeras donde todas éramos elegibles y electoras, el Dr. Múgica, previo visto bueno de la Junta de Gobierno, nombró a Carmen Yárritu y Maite Gamarra-Mayor, jefa y subjefa de enfermería. A lo largo de los años conoceríamos muchas más, pero con ellas empezaríamos a ver cómo se transformaba la profesión.

Esta situación de cambio venía auspiciada porque en los años setenta fueron llegando libros a España que hablaban de modelos conceptuales de enfermería y otra visión del trabajo de la enfermería que aportaban colegas que habían trabajado en otros lugares, como Estados Unidos, Inglaterra, Suiza o Canadá; a su vez, nuestro país comenzaba a abrirse y salir del ostracismo, lo que hizo que surgieran grupos de enfermeras que empezaran a cuestionarse sus competencias y la búsqueda de su propia identidad.

Estos hechos produjeron movilizaciones convocándose asambleas en cada provincia y eligiéndose un representante[26] en cada una de las mismas que luego elevaría las conclusiones a la asamblea general en Madrid, de tal manera que la enfermería en general comenzó a hablar y a moverse solicitando ser una profesión universitaria con cuerpo de conocimientos propio.

4.3 Paso de ATS. a DUE

Con todo ello y en aquel momento de transición española se consiguió que en julio de 1977 se aprobara, mediante el Real Decreto 2128/77 (Boletín Oficial del Estado, 1977b), la integración en la universidad de los estudios de ATS como EUE (Escuela Universitaria de Enfermería), tras lo cual se puso en marcha el Curso de Nivelación a superar tras un examen y obtener el nuevo título de Diplomado Universitario de Enfermería.

Costaba entender el porqué de *universitario* si ya lo éramos: nuestra titulación académica estaba refrendada por la Universidad de Valladolid. De lo que se trataba era de conseguir una profesión autónoma, no dependiente del médico, con marco de actuación independiente, una disciplina de práctica, pero con un modelo conceptual propio que propiciara el cambio de enfoque profesional de la *asistencia técnica a la medicina* al del *cuidado centrado en el paciente*.

---

[26] En nuestro caso acudían a Madrid Lucía Arregui (†) y Maite Almarza.

El curso de nivelación conllevó la superación de dos necesidades: 1) la de homologar la titulación académica a los profesionales afectados y 2) nivelar los conocimientos de dichos profesionales.

Estuvo organizado por la UNED y las escuelas de enfermería como centros colaboradores.

Las asignaturas fueron: Ciencias Básicas (bioquímica y biofísica), Ciencias de la Conducta, Salud Pública, Ciencias de la Enfermería, Conceptos de Enfermería, Estadística, Administración y Legislación.

En nuestro caso el hospital se volcó y nos facilitó espacios y profesores como Pedro Escayol, farmacéutico jefe, en su papel de profesor de Estadística, Física y Química, entre otros.

4.4 Valoración de puestos de trabajo.

El hospital iba modernizándose y la Diputación Foral de Álava con su institución F.A.S.V.A (Fundación Asistencial Sanitaria de Vitoria y Álava)[27] realizó una *valoración de puesto de trabajo.*

El procedimiento requería que los empleados rellenásemos un dosier en el que dejásemos constancia de todo lo que desarrollábamos en nuestro puesto de trabajo, tras lo cual, teniendo en cuenta otras variables y la legislación vigente, el Comité de Valoración, creado a tal fin, donde había representantes del Comité de empresa, definió las categorías profesionales con arreglo a la Ordenanza Laboral para establecimientos Sanitarios (Orden de 25 de noviembre de 1976). [28]

---

[27] Ver anexo sobre F.A.S.V.A.

[28] Orden de 25 de noviembre de 1976 por la que se aprueba la Ordenanza Laboral para el personal que presta sus servicios en las Empresas destinadas a Establecimientos Sanitarios de Hospitalización, Asistencia, Consulta y Laboratorios de Análisis Clínicos, que sustituye a la Reglamentación de Trabajo para Establecimientos Sanitarios de Hospitalización y Asistencia de 19 de diciembre de 1947).

A partir de ello se negoció entre Empresa y Comité de Empresa los sueldos y complementos correspondientes, estableciéndose el *abanico salarial*.

La realización de la valoración de puestos puso al descubierto a varios empleados que no disponían de titulación académica que acreditara el puesto que estaban ocupando. En esos momentos, eran los años 1979-80-81, Pilar Aguirre, entonces era religiosa y responsable en la escuela de ATS, organizó durante tres años clases que fueron impartidas por médicos y enfermeras de manera altruista, para que los compañeros que quisieran optar al título de Auxiliar de Enfermería pudieran examinarse por libre y conseguirlo. Nadie fue a la calle, sino que, tras la implicación de los colegas en su formación, casi todos obtuvieron su título, o en otros casos fueron encajados en otras categorías y funciones.

4.5 Diputación Foral de Álava y programa de Ayuda a Domicilio

Además, a finales de los setenta y comienzo de los ochenta la Diputación Foral de Álava puso en marcha su programa de «Ayuda a Domicilio».

Antes de contratar a las empleadas (entonces eran todo mujeres), las formaba y para ello se dirigió a las enfermeras del Hospital Santiago.

Preparamos talleres principalmente dirigidos al aprendizaje del aseo de una persona en la cama, a levantar, acostar y trasladar a una persona de la cama a la silla y viceversa, sobre cómo realizar cambios posturales, cómo vigilar la piel para evitar las úlceras por presión; sobre la valoración de comida entera o pasada y sobre conceptos o conocimientos de nutrición y su incidencia en las distintas patologías (enfermedades).

Estos talleres se impartieron en el salón de actos y, de esta manera, las señoras que atendían a las personas en los domicilios obtuvieron unos mínimos conocimientos que les aportaban seguridad y les ayudaban a acometer la labor diaria de manera meritoria.

4.6 Nombramiento de supervisoras de enfermería

Fueron unos momentos que, debido a las circunstancias descritas, como la valoración de puestos de trabajo y la apertura de nuevas salas en pabellón B, exigieron el nombramiento de más supervisoras, las cuales salieron de la propia plantilla y alguna de ellas fue asignada por *elección entre las compañeras de la unidad correspondiente;* nos encontrábamos comenzando a convivir con la democracia y parecía lo más oportuno ser elegidas por votación. Una vez conocido el resultado, el comité de empresa daba su visto bueno y se procedía a su nombramiento.

4.7 Constitución española de 1978. Constitución de la Comunidad Autónoma del País Vasco y cambios subyacentes

Vivíamos tiempos *nuevos*, ya que España ratificó en referéndum su Constitución en diciembre de 1978. En el País Vasco se constituyó el gobierno autónomo en 1980 y *algo* en el ambiente se movía.

La Constitución modificó en algunos aspectos la Ordenanza Laboral, así los celadores pueden ser mujeres y auxiliares pueden ser hombres.

Las Cortes Generales aprobaron, en diciembre de 1979, con rango de Ley Orgánica para que el Pueblo Vasco accediera a su autogobierno, que se constituyera la comunidad autónoma dentro del Estado español bajo la denominación de Euskadi o País Vasco, de acuerdo con la Constitución y con el presente Estatuto.

Después se convocaron elecciones autonómicas en la CAV para el 9 de marzo de 1980 de las que surgió el nuevo Parlamento Vasco.

El Dr. Múgica fue cesado como director del hospital y en su lugar fue nombrado un ingeniero: el Sr. Andrés Población.

Algunos de los empleados del centro éramos muy jóvenes en edad y en manejo en el mundo laboral y profesional, nos costaba entender este cambio en la dirección, pero, poco a poco, iríamos viendo que la política lo impregnaría todo en la vida.

En el hospital continuaba la vida y a tenor de los avances en Medicina Preventiva, el aumento de la oferta en el mercado de material desechable y otro tipo de material, algunas cosas fueron cambiando, como, por ejemplo, la utilización de guantes de plástico al realizar el aseo del paciente en la cama (hago hincapié en este detalle porque en quirófano y situaciones diferentes, como curas de heridas, infecciones, técnicas médicas..., se utilizaba material estéril; de hecho, las auxiliares lavaban y empolvaban los guantes para luego esterilizarlos).

Se introdujo la jeringuilla desechable y otros sistemas de venopunción, con lo cual dejamos de afilar agujas antes de esterilizarlas.

Desde que desaparecieron las salas generales cada paciente tuvo su esponja propia, su cuña y orinal.

Las grandes cacerolas de comida fueron sustituidas por modernos carros que incluían bandejas termo, individualizadas por paciente con su correspondiente dieta, ya que el hospital dedicó recursos a un ámbito que se estaba desarrollando a nivel nacional: *nutrición y dietética.*

Se elaboraban dietas en función de las distintas patologías y se programaban menús diarios con rotación semanal o quincenal.

Al frente se encontraba un médico endocrino, jefe del servicio, Dr. Ezquerra, una enfermera, M.ª Asun Apiñaniz (†), que como supervisora era la responsable de la parte de dietética: dietas y menús; también gestionaba a todo el personal de dietética (personal de enfermería: enfermera y auxiliares de enfermería) que trabajaban en la recepción de las solicitudes enviadas desde los servicios de enfermería y al resto de personal no sanitario (cocineros, pinches, limpiadoras y mozos), incluida la supervisión y control de las materias primas que entraban en cocina.

Sin embargo, la lencería siempre estaba bajo mínimos, teníamos una lucha constante, ya no estaban las sábanas bajo llave de la religiosa, pero nunca teníamos suficientes para cambiar las camas y a los pacientes; lo mismo sucedía con las toallas.

Aquello que parecía *natural* fue transformándose y, aunque visto desde fuera pueda parecer pequeñeces, suponía un gran esfuerzo para el presupuesto anual, pero no era óbice para que no nos mostráramos exigentes con nuestros superiores mejorando todo lo que pudiera ser, ya no éramos las alumnas que lo único que teníamos que hacer era aprender y obedecer.

A la vez, la residencia Ortiz de Zárate, de la Seguridad Social, se quedó pequeña y se construyó una nueva, inaugurada en 1978, a la que denominaron igual, pero que, en breve espacio de tiempo, los ciudadanos pasamos a llamar «Txagorritxu», por referencia al barrio vitoriano donde fue construida.

Es importante tener en cuenta que en Vitoria y Álava existían estos dos centros sanitarios, pero la disponibilidad de recursos humanos, de materiales y las competencias de cada uno de ellos eran muy diferentes debido a los organismos a los que cada uno estaba integrado, Hospital Santiago Apóstol a Diputación y Txagorritxu al Insalud.

La admisión de pacientes en la sanidad pública era competencia del Insalud y los pacientes ingresaban en sus centros, y salvo *convenio* limitado en características, recursos y tiempo, con Insalud los pacientes no ingresaban en Hospital Santiago Apóstol, y este seguía nutriéndose de pacientes de beneficencia, de seguridad social (ingresaban vía servicio de urgencias, no programados) y privados, los cuales, muchos de ellos, eran cubiertos por pólizas tipo IMQ.

No obstante, el Hospital Santiago Apóstol tenía más en especialidades médicas que Txagorritxu.

4.8 ¿Qué sucede?

Un buen día, a aquellas personas que estábamos de vacaciones se nos avisó de que podíamos permanecer en casa otra semana más. ¿Qué sucedía? ¿A qué era debido esto? La explicación fue desoladora: no teníamos pacientes, las unidades estaban semivacías, era mejor utilizar ahora los días libres y no utilizarlos cuando hubiera pacientes para atenderlos.

No entendíamos nada, pero la explicación fue muy clara, la nueva Residencia de Txagorritxu no se completaba con suficientes pacientes, y la dirección del Insalud a través de su representante en Álava, el Dr. Marí, «Subdirector Provincial de Servicios Sanitarios del INSALUD de Álava», respondía:

> Hasta el momento de las transferencias, cualquier acuerdo debería de llevar consigo, un ajuste entre lo que ofertamos (colaboración hospitalaria) y lo que necesitamos (colaboración de Diputación y Gobierno Vasco en nuestra insuficiencia de cobertura para la Asistencia Primaria). Nuestra obligación en este período de crisis, es convertir en "0" el costo de los Conciertos con Entidades Ajenas. En función de razones de coherencia política y de futuro, estamos de acuerdo en "darle razón de ser" al Hospital Santiago, facilitando flujo de pacientes. [29]

Si el Hospital Santiago no tenía pacientes del Insalud, no podía mantenerse solo con los privados (no olvidemos que hasta 1985 fue la Diputación Foral de Álava la responsable del H. Santiago).

---

[29] Archivo General del Sector Público de la Comunidad Autónoma del País Vasco Sección: Salud. Caja 2(L-141-5).

Muy a regañadientes, porque entendíamos que era una función administrativa, las enfermeras rellenábamos en la hoja de registro de medicación y curas todo el material utilizado en los pacientes privados para enviarlo a administración y no perder ni un dato a la hora de gestionar los costes.

Fueron momentos de tensión y zozobra, tanto que comenzamos a realizar asambleas en las que se hablaba y se intentaba entender lo que estaba sucediendo.

Alguno de los asambleístas opinaba que cuando el Gobierno vasco tuviera las *transferencias de sanidad*, la situación en la que nos encontrábamos desaparecería, que dejaríamos de estar con la espada de Damocles y que seríamos contemplados como el hospital que éramos, sin la angustia de no tener pacientes, y es que, aunque ya se había fundado Osakidetza Histórico, esta no tenía poder de decisión ni presupuesto, se trataba de un proceso de negociación político de las transferencias sanitarias entre el Gobierno central y el Gobierno vasco, por lo que la crisis en Álava y sus dos hospitales persistía.

El Dr. Marí informa a los asistentes que Insalud de Álava ha mantenido reuniones con Osakidetza con la finalidad de conseguir una coordinación sanitaria hospitalaria y evitar las duplicidades existentes. Han llegado a la siguiente resolución: Trasladar a la Consejería de Sanidad del GV la "Problemática" de la asistencia hospitalaria existente en Álava. La Consejería de Sanidad ha ordenado que una empresa auditora elabore un informe técnico, que servirá para ayudar a establecer qué funciones asistenciales deberá realizar el hospital Santiago Apóstol, ya que no se pretende prescindir de este hospital y qué funciones asistenciales deberá realizar el hospital Ortiz de Zárate. [30]

---

[30] Archivo General del Sector Público de la Comunidad Autónoma del País Vasco Sección: Salud. Caja 2(L-141-5).

4.9 Conociendo un nuevo gerente

Dentro del marco descrito y sin información a los trabajadores, con el nuevo gerente Andrés Población, no tuvimos duda alguna de que su cometido era el de racionalizar esfuerzos y dinero, así por ejemplo pudimos vivir cómo se inauguró el nuevo servicio de Psiquiatría y el nuevo servicio de Urgencias (antes Cuarto de Socorro), a los que se asignó plantilla de enfermería restándola de otras unidades que ya estaban funcionando en el pabellón B.

Era difícil acostumbrarse y entender cómo un ingeniero industrial podía gestionar un hospital. Soportó estoicamente los escraches delante de la puerta de su oficina llevados a cabo por el comité de empresa y todo el personal que allí acudió. A las secretarias de dirección, cuya oficina estaba aneja a la del gerente, no les resultó tan fácil esa demostración de protesta.

Cuando ordenó realizar inventario de todos los utensilios y material que utilizaba la enfermería nos preguntábamos: ¿cómo contar cucharas, tenedores…; cuando unas están en el *office*, otras en las mesillas del paciente, otras en la cocina general? Y así, con todo. Y él, impertérrito ante nuestro horror; ni que decir tiene que se mejoró en la gestión de mobiliario, instrumental… y, en general, del inventario. También nos enseñó a trabajar por objetivos y a interpretar los datos.

Por otra parte, y desde la mirada positiva, a las enfermeras nos dio a conocer la enfermería canadiense y su «PRN 80», que trata de una guía de cuidados con sus tiempos de aplicación, de donde se deduce el personal requerido para aplicarlos, así como el material utilizado y los costes, pero solo se trató de eso, de información, ya que la exigencia en número de personal era muy alta y nunca se puso en marcha.

Continuaba la crisis con el Insalud y el Dr. Marí

manifiesta que el Insalud de Álava no ha tenido conversaciones con el Consejero de Sanidad del GV para la coordinación y ordenación hospitalaria del área hospitalaria de Álava. Las conversaciones se realizaron entre representantes del Insalud de Álava, Diputación Foral de Álava y Servicio Vasco de Salud (Osakidetza). La resolución del Consejero de Sanidad del Gobierno Vasco por la que aprueba la nueva ordenación hospitalaria de Álava es una responsabilidad del GV. El Dr. Marí alude al escrito aparecido el día 29 de julio de 1984 en el Correo Español el Pueblo Vasco titulado "Álava reforma su sanidad. TXAGORRITXU absorberá al Hospital Santiago que se convertirá en un centro de Traumatología". El Dr. Marí insiste en decir que él no quiere asumir protagonismos en esta cuestión porque tiene transcendencia política y él no es un político.[31]

4.10 Transferencia del Hospital Santiago Apóstol de Diputación Foral de Álava al Gobierno vasco. Nuevas situaciones en el hospital

Así fueron transcurriendo los meses y años y en 1985 el Hospital General Santiago Apóstol fue transferido de Diputación al Gobierno vasco.

Posterior a esta fecha, el 18 de marzo de 1986, el gerente Andrés Población solicitó su dimisión a la Gerencia del Hospital Santiago Apóstol y conoceríamos un nuevo gerente y así comenzaría la era de nombramientos siempre propiciados por la ideología política del momento.

Entre los sobresaltos que vivimos se produjo la desaparición de las intervenciones quirúrgicas de corazón que realizaba el Dr. Múgica, así como el cierre de la escuela de ATS, el cual era crónica de una muerte anunciada, pero, no obstante, el hospital trabajó hasta último momento para mantenerla, no pudiendo ser,

---

[31] Archivo General del Sector Público de la Comunidad Autónoma del País Vasco Sección: Salud. Caja 2(L-141-5).

ya que esta se creó como escuela universitaria en el Colegio Universitario de Álava, y el hospital colaboró con ella asumiendo las prácticas de los alumnos, y prosiguió con las especialidades de enfermería en análisis clínicos, nefrología y psiquiatría hasta que desaparecieron.

Por otra parte, continuábamos con la exigencia sobre la disposición de ropa limpia para cambiar la cama diariamente al paciente, o la utilización de material estéril antes de realizar ciertas técnicas, como la venopunción o sondaje uretral.

Avances tecnológicos, en investigación, en medidas preventivas, mayores vías de información y formación junto a nuestra insistencia por la adquisición de nuevos recursos materiales ofertados en el mercado hizo que pudiéramos ver cómo nuevo material estéril y desechable iba introduciéndose poco a poco. No podemos olvidar que veníamos de una situación un tanto limitada en personal y recursos materiales.

De la misma manera, la supervisora de 6B, Paquita Morcillo, y yo, supervisora de 5B, nos documentamos y argumentamos sobre lo inadecuado de la preparación de tratamientos quimioterápicos en nuestras unidades en un espacio no apropiado para ello, consiguiendo que el servicio de farmacia fuera dotado con una enfermera que prepararía dichos tratamientos bajo campana de flujo laminar y en condiciones estériles. Esta enfermera, Lourdes Ochoa de Aspuru, elaboró un manual tipo cuaderno-póster, donde explicaba de manera muy pedagógica todos y cada uno de los tratamientos: vía de administración, efectos secundarios, medidas ante la extravasación y el correspondiente kit para la utilización inmediata en el que caso de que se produjese.

Mientras tanto las enfermeras íbamos tomando, poco a poco, las riendas de nuestra profesión. Así mismo se fue asimilando por parte de médicos y del personal sanitario que las religiosas eran enfermeras y compañeras en la plantilla, eran una más y no estábamos subordinadas a ellas ni les debíamos obediencia alguna.

Desapareció el uniforme de falda, delantal y cofia y fue sustituido por el de dos piezas de casaca y pantalón, sin duda, mucho más cómodo y facilitador de movimientos.

4.11 Curso de Nivelación. Primer contacto con el proceso de atención de enfermería. Introducción de cambios en el campo de atención de enfermería

La escuela había desaparecido y el cambio a la diplomatura universitaria se *palpaba en el ambiente*.

Continuábamos realizando el curso de nivelación en la UNED y prácticamente en el primer quinquenio de los años ochenta las que formábamos la plantilla del Hospital Santiago Apóstol ya habíamos conseguido la nueva titulación, casi todas éramos diplomadas universitarias de Enfermería.

Este cambio en la titulación conllevó la inmersión en la nueva disciplina y el desarrollo del «proceso de atención de enfermería», metodología de trabajo con base científica que proporciona al equipo sanitario la información de los datos básicos del paciente, de los problemas identificados, de los objetivos propuestos, de la evolución del plan inicial, permitiendo, además, una evaluación continuada de los cuidados propuestos; pero todo esto será tratado más adelante.

No éramos unas alucinadas, todo el país hablaba de lo mismo y se movía en la misma dirección.

Comenzamos a escribir lo que denominamos *Evolutivo de enfermería*.

Nuestro trabajo y cuidados aplicados no constaban en ningún lugar, la transmisión era verbal, lo que escribíamos solo eran los tratamientos médicos y pruebas diagnósticas, y una vez dado de alta el paciente todo lo escrito se desechaba, solo constaba en la historia del paciente la parte médica.

Era imprescindible concienciarse de que lo que no se lee no existe, así que en esos términos la enfermería no existía, pero al final de cada turno y en registro individual por paciente comenzamos a escribir. Hubo sus reticencias, pero lo conseguimos y nunca hemos dejado de hacerlo. Además, el evolutivo de enfermería del paciente no se retiraba en el momento de su alta hospitalaria, sino que quedaba archivado en su historia; tanto es así que, cuando es preciso, los jueces suelen contar con ello.

Otro reto fue el de *trabajar por paciente*.

Hasta este momento trabajábamos por tareas, es decir, una administraba insulinas, otra tomaba tensiones, otra repartía desayunos, otra realizaba curas… No realizábamos seguimiento integral de cada paciente, situación que no permitía contemplar una valoración global de cada uno; aunque los conocíamos sobradamente porque las estancias eran prolongadas.

La diferencia era que trabajar por paciente conllevaba que una enfermera tuviera asignado un determinado número de ellos y se encargara de todas las necesidades que requerían. Hubo compañeras que no compartían el cambio, pero no hubo vuelta atrás, las bondades del mismo eran para ambos: para la enfermera y para el enfermo.

Al provenir de una formación por imitación, de transmisión oral y con el aura de las religiosas, no conocíamos los protocolos y empezamos a elaborar alguno de ellos, comenzando con *Protocolos generales de enfermería*, entre los que se encontraba *Plan de acogida al nuevo personal*, y respecto al *Proceso de atención de enfermería*, nos atrevimos a diseñar *Historias de enfermería*.

A finales de los ochenta y comienzo de los noventa en los objetivos se incluían los cortes mensuales con las parrillas de Montesinos (utilizada por el Insalud) y la de Nicole Exchaquet, enfermera suiza que en 1964 realizó un estudio sobre las necesidades de personal en los hospitales (financiado por la Cruz Roja Suiza entre otros); tras los resultados elaboraron una guía para la dotación de personal. [32]

Rellenamos ambas parrillas mensualmente durante al menos un año, con ellas perseguíamos dotarnos de un método para adecuar el número de enfermeras y auxiliares por turno según las cargas de trabajo derivadas de las necesidades de cuidados que demandaban los pacientes ingresados.

Por supuesto, no perdíamos pista al comité de empresa y sus peleas por conseguir mejoras en los convenios anuales.

> *Se puede concluir, que después de un análisis pormenorizado del Convenio, consideramos globalmente al mismo, como positivo para la Administración, teniendo en cuenta que la política de consenso seguida está propiciando una mayor estabilidad y un clima de paz social, en un Centro que ha sido especialmente conflictivo. Manteniendo la estructura retributiva consecuencia de la valoración de puestos de trabajo, efectuada en su día, que se ha pretendido cercenar con la representación social, introduciendo los pluses de turnicidad y nocturnidad.[33]*

4.12 Transferencias de sanidad al País Vasco y establecimiento del marco de relaciones laborales

Llegaron las tan ansiadas transferencias de sanidad al País vasco, según Real Decreto 1536/1987 de 6 de noviembre, sobre traspaso a la Comunidad Autónoma del País Vasco de las funciones y Servicios del Instituto Nacional de Salud (Insalud).

---

[32] Bergier, L. (1994). Hommage Nicole Exchaquet, pionére de la recherche en soins in infirmiers en Suisse. La Source.
[33] Archivo General del Sector Público de la Comunidad Autónoma del País Vasco Sección: Salud. Caja 9 (15018).

Reinó la calma, no teníamos que mirarnos mal los unos a los otros, todos inauguramos la misma estructura de gestión y no teníamos que preocuparnos por nuestro futuro, lo teníamos, sin duda.

Fue diseñado el mapa sanitario de Álava de tal manera que cada hospital tenía su área de atención y la población era remitida allí donde le correspondía.

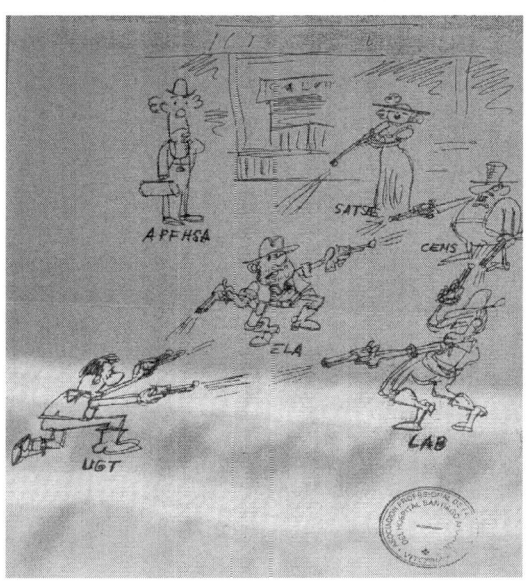

Sobre Comité de Empresa.
Autor: Ramón Echávarri.

La actividad asistencial aumentaba y la atendíamos sin reproches, aunque los recursos tanto en personal como en material continuaban siendo limitados, de ello podría dar fe algún extranjero que hospitalizado observaba con cierto *temor* cómo improvisábamos.

A Osakidetza fue transferido básicamente personal estatutario, funcionario y laboral.

Osakidetza eligió que su marco de relaciones laborales fuera el *estatutario,* para lo que estableció diferentes categorías y comenzó un periodo de homologación del resto de los trabajadores transferidos a dichas categorías, así como los requisitos, básicamente académicos, para quedar integrados en cada categoría.

Se negoció con la representación social, que ya era diferente, la estructura salarial, quedando diferencias de derechos mantenidos a nivel individual.

«Siendo discutible la equiparación de los trece niveles del Hospital Santiago Apóstol a los diecisiete existentes en el Acuerdo de Lakua, por las diferentes condiciones de trabajo (en un caso se trata de personal administrativo y en otro de sanitarios), por cuanto en un Centro Sanitario se dan condiciones tales como turnicidad, nocturnidad, peligrosidad, penosidad, circunstancias que no se dan en la Administración, no obstante, se presenta el estudio comparativo al que se hace referencia». [34] En consecuencia, se realizó una homologación de puestos de trabajo, para todos los centros, intentando que, en un terreno donde nunca llueve a gusto de todos, al menos que el chaparrón no se llevara nada significativo por delante.

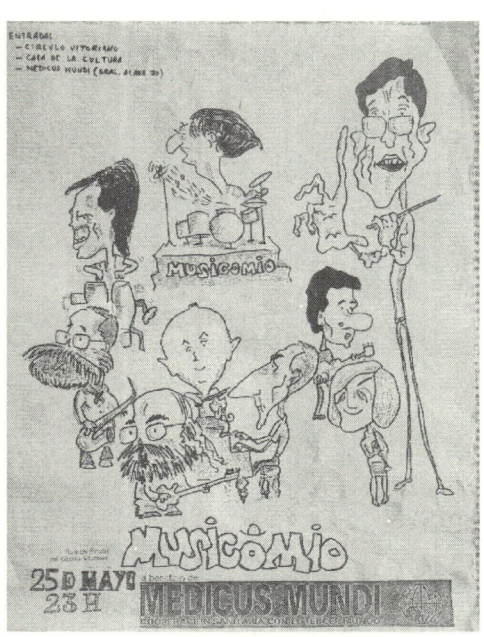

Como resultado se hacen extensivos otros derechos no existentes en el ámbito laboral como *los concursos de traslados*, así como la aplicación a nivel nacional de *moscosos* que permitieron disponer de días personales.

En ese momento varias compañeras solicitaron su traslado y se incorporaron a la atención primaria.

Cartel Musicomio.
Autor: Ramón Echávarri.

---

[34] Archivo General del Sector Público de la Comunidad Autónoma del País Vasco Sección: Salud. Caja 9 (15018).

4.13 La familia del Santiago

Aun así, continuábamos siendo una gran familia, de la cual se constituyó a propuesta del anestesiólogo Ramón Echávarri y el neurólogo Arturo Goicoechea el conjunto musical «Musicomio» formado por profesionales de la sanidad que actuaron en numerosos congresos médicos, intervinieron en la ETB (televisión autonómica vasca) y en Televisión Española en el programa *La Tarde* en 1985.[35]

Compañeros de medicina de hombres: Kepa Txintxurreta (†), Charo Gavidia, Pedro Hernández, José Luis Lamarca, Santiago Yanguela se vestían la noche del 5 de enero de reyes magos y pajes. Recogíamos dinero entre los compañeros del centro y Nati Ciganda, supervisora de pediatría, con ese dinero, se encargaba de comprar juguetes para los niños ingresados, los cuales eran entregados por estos reyes voluntarios.

Esa noche mágica transformaba a todos.

Este acto cambió de protagonistas cuando se incorporaron al mismo los reyes de la cabalgata municipal, los cuales, tras haber terminado el recorrido por la ciudad, pasaban al hospital, tomaban un caldo caliente y algo sólido y entregaban los juguetes, primero en el salón de actos, a los niños de los empleados y posteriormente pasaban a visitar a los niños ingresados en pediatría y a todo paciente adulto que lo deseara y estuviera en condiciones de recibirlos.

En esta nueva situación se dejó de recoger dinero entre el personal para entregar los juguetes a los niños de pediatría, en su lugar lo ponía el centro.

En los diferentes equipos de trabajo solía festejarse la Navidad realizando una comida en alguno de los restaurantes de la ciudad; incluso se repetían cenas a lo largo del año, también se acompañaba a la compañera/o que iba a casarse en breve y se le hacía un

---

[35] Para escucharlos en https://www.youtube.com/watch?v=P9ngELYvKJU

regalo. A estas celebraciones solían acudir todas las personas del equipo que deseasen, las categorías profesionales en esos momentos desaparecían y todos disfrutábamos del momento. Fueron muchos los años de convivencia, tantos que, pasados muchos de ellos, comenzamos a realizar despedidas por jubilación, e incluso, tristemente, por defunción.

La atención era paternalista y con mucho aporte emocional, éramos cercanos y abiertos, nunca negamos una infusión, un desayuno, facilitábamos o intentábamos solucionar la problemática de los familiares, o como en aquella ocasión en que, siendo fiestas de «La Blanca», llegaron a Urgencias, a media noche, dos soldaditos «impregnados en alcohol». Los atendimos y, cuando estaban recuperándose, llegaron dos soldados con una banda en el brazo con las letras PM preguntando si había algún soldado en el centro; los compañeros Pedro y José Luis contestaron negativamente, ante lo cual los PM volvieron sobre sus pies y salieron a la calle. Comenté que no habíamos sido sinceros y me respondieron que se notaba que yo no había hecho la *mili*, que, si hubiéramos informado objetivamente, los soldados hubieran terminado en *chirona*, de esa manera, una vez despejaran su impregnación etílica, llegarían a la hora de toque de diana y no sufrirían ninguna consecuencia.

Esta atención era fruto tanto de la convivencia tan estrecha entre todas las profesiones y categorías, de los últimos estertores de la atención a la beneficencia, de la educación recibida en la escuela y en los hogares sobre el respeto a los demás y de los cursos impartidos en la formación continuada sobre trabajo en equipo y asertividad, entre otros temas.

Vestigio de aquellos años en los que el 25 de julio se entregaban los diplomas a las nuevas enfermeras era la celebración del «Día de Santiago», para lo cual se preparaba un aperitivo en la entrada principal para todos los empleados precedido por una misa en la capilla. Actos a los que solía acudir la dirección del centro.

4.14 Cambios

En el Hospital Santiago Apóstol no había una estructura de plantilla definida, había fijos y eventuales; para la organización del propio hospital se trataba de una situación de indefinición y falta de previsión e indefensión para el personal eventual.

Soportamos una huelga de eventuales de varios días de duración y con elevado porcentaje de participantes; tal fue, que hizo tomar conciencia del cuantioso número de sustitutos que había en la plantilla. Aquellos servicios en los que la mayoría éramos fijos tuvimos que trasladarnos mientras duró la huelga, a los servicios donde no se cubrían turnos y por consiguiente no se podía asistir a los pacientes

Ya he explicado que comenzaron los tiempos en los que ya no éramos *ellos y nosotros*, el Insalud y la Diputación éramos *todos* y se iniciaban momentos para hablar el mismo idioma y mirarnos de frente. La supervivencia del Hospital Santiago Apóstol empezaba a encarrilarse, aunque algún apéndice se perdería en el camino, así, por ejemplo, y debido a la baja natalidad en Álava, no eran argumentables los dos servicios de Ginecología y Obstetricia, como tampoco la Pediatría; todos ellos desaparecieron del Hospital Santiago y fueron referencia en Txagorritxu; idéntico camino siguió la Oncología.

La unificación en un único centro consiguió especializar a los profesionales, modernizar el servicio, rentabilizar el presupuesto y dar una atención adecuada, moderna y de calidad.

Tampoco se mantuvo en el Hospital Santiago Apóstol un adelantado y emprendedor MIR de Traumatología: Mikel Sánchez. Él brillaba con luz propia y creó su división y equipo fuera de Osakidetza.

En julio de 1987 se estableció la estructura de los órganos de dirección y gestión del Servicio Vasco de Salud-Osakidetza en la que puede observarse la «Subdirección de Enfermería» dependiendo de la Dirección de Asistencia Sanitaria.

Resultó ser un salto cualitativo para nuestra profesión, ya que se le dio un contenido en la gestión de enfermería de atención primaria y salud pública, en atención hospitalaria y especializada, en unidades de docencia, formación continuada y desarrollo de programas especiales[36].

---

[36] Archivo General del Sector Público de la Comunidad Autónoma del País Vasco Sección: Salud. Caja 17 (15033).

5

EL HOSPITAL IBA CAMBIANDO

La maquinaria Osakidetza comenzó a trabajar. En esos momentos se construyeron, en la CAPV, hospitales comarcales y se transfirieron o adecuaron otros como el Hospital de Leza; se puso en vigor la atención primaria con la aparición de nuevos centros de salud y la desaparición de los antiguos *ambulatorios* a tenor de lo dispuesto en aquel septiembre de 1978 cuando se reunieron 143 países y 67 organismos internacionales en Alma Ata, con el apoyo de la OMS y UNICEF, en una conferencia internacional sobre atención primaria de salud, y desarrollaron la estrategia de la atención primaria como camino para conseguir lo que determinaron en llamar «Salud para todos en el año 2000».

El motor Osakidetza conllevó a que nos adaptáramos a otra cultura organizativa, la cual estaba condicionada por los cambios políticos y sociales que se iban produciendo en el entorno como aquella primera pandemia de nuestra generación con la que aprendimos a coexistir, el sida o infección por VIH, enfermedad cuyo desconocimiento, primero, y su forma de transmisión después provocó alarma y las relaciones con los pacientes se reducían a lo imprescindible. En su historial se colocaba una pegatina roja para conocer en todo momento a quién se estaba tratando, así vehiculaban por el hospital sus volantes y muestras, hasta que alguien con buen criterio decidió retirarlas, ya que de lo que se trataba era de llevar a cabo, correctamente, los protocolos de *prevención por contacto* como con cualquier otro paciente en lugar de estigmatizarlos con la pegatina roja.

5.1 Osasuna Zainduz

La incursión del «Osasuna Zainduz» (cuidando la salud), plan estratégico para la sanidad vasca, respaldado por el Parlamento vasco el 23 de junio de 1993, donde el entonces consejero de Sanidad, Iñaki Azkuna, argumentaba que el crecimiento acelerado del envejecimiento de la población, los cambios demográficos con las consiguientes consecuencias socioeconómicas, vaticinaban que para la economía se avecinaban tiempos difíciles para sostener un gasto sanitario cada vez más sometido a las imposiciones de los avances tecnológicos[37], supuso sumergirnos en una piscina cuyas aguas hablaban de criterios de gestión empresarial en el sistema sanitario.

Hasta entonces se utilizaban indicadores como % de ocupación, índice de mortalidad, tasa de infección nosocomial...; alguno de ellos comenzó a cambiar y a utilizarse otros como el *índice de estancia*, ya que esta hablaba de la rotación paciente/cama; dicha estancia comenzó a bajar dando lugar a camas vacías e incluso al cierre de las mismas, situación que no duró demasiado ya que, por otra parte, comenzaron a originarse listas de espera quirúrgicas y para que estas fueran atendidas, se precisaban camas libres.

5.2 Organización del trabajo

La situación del hospital con pocas camas y muchas especialidades, suponía que hubiera, al menos, dos especialidades médicas

---

[37] Cerdán Arandía, R. Organización sanitaria en la CAPV. Gac Med Bilbao; Suplemento 2003:15.

diferentes en cada planta, así por ejemplo coexistían Traumatología y Neurocirugía, ORL y Cirugía Vascular entre otras, con el consiguiente número de médicos por especialidad para atender a los pacientes. Esto exigía a enfermería una cabeza muy despierta para atender y llevar un correcto control de los pacientes, ya que desarrollábamos una actividad continuamente cortada por los teléfonos, los timbres de los pacientes, la familia que te atrapaba en mitad del pasillo, el médico que te requiere.

El *pase de visita médico* fue un área de mejora para todas las directoras de enfermería que conocimos y un auténtico reto de gestión en la actividad de las enfermeras; se trataba del momento en el que el médico realizaba la valoración diaria a cada paciente y la enfermera permanecía de presencia junto a él para responder a sus dudas.

Había momentos que, por el número de pacientes, la gravedad de alguno de ellos, el tipo de trabajo, etc., resultaba difícil compaginar esa actividad con la de enfermería, ante la cual los médicos comenzaban a pasar la visita solos, pero disponiendo de las historias de cada paciente leyendo los evolutivos de cada uno de ellos que habían escrito las enfermeras en cada turno correspondiente. Esta situación no era recomendable, porque era necesario que todas conociéramos la información que recibía el paciente y familia, de tal manera que no nos contradijéramos ni desorientáramos al enfermo.

Atrás quedaban los tiempos en los que se dejaba todo lo que estábamos haciendo cuando llegaba el médico y se comenzaba la visita, situación que cambiamos paulatinamente por la de primero es atendido el paciente y luego el médico; también hubo que incluir los minutos de almuerzo antes del pase de visita para mantener ágil el cerebro.

«Los enfermeros», categoría existente en el ámbito laboral, realizaban funciones *mixtas* de auxiliar de clínica y de celador, lo que implicaba la realización de tareas compartidas con las auxiliares como el traslado de muestras, de pacientes en camilla, de volantes, etc., entrañando situaciones que al no estar claramente definidas suponía dejar lo que estaban haciendo y retomarlo después, lo que conllevó a la reorganización de esta categoría en base a las necesidades, a la titulación, voluntariedad y negociación en las categorías establecidas.

Poco a poco se iban produciendo nuevas situaciones como la instalación del *tubo neumático,* sistema donde unos contenedores cilíndricos son propulsados a través de una red de tubos por medio de aire comprimido o vacío cuya función es transportar objetos sólidos insertados en su interior, volantes de solicitud de pruebas, solicitudes a farmacia, dietética, órdenes a mantenimiento, por todo el hospital.

Para las auxiliares de enfermería y los celadores supuso un descenso en los traslados que realizaban fuera del servicio o unidad, lo que ayudó a que pudieran disponer de más tiempo de dedicación al paciente.

Se prosiguió con la elaboración de protocolos de enfermería (secuencia pormenorizada de acciones a llevar a cabo en una situación dada). En este trabajo participaron varias enfermeras, y cuando se hubieron finalizado se diseñó un libro donde fueron incluidos de tal manera que todas las unidades dispusieron de ellos y estuvieron al alcance de cualquier profesional que los necesitara.

Años más tarde, se actualizarían y quedarían para su consulta y disposición en los ordenadores de los controles de enfermería.

5.3 Nuevos derechos y motivaciones

Eran años en los que algunas especialidades médicas permanecían con plantilla reducida bien porque no había especialistas en el mercado o porque la especialidad no estaba totalmente desarrollada, pero esta situación fue cambiando, actualizándose y creciendo.

No sucedía lo mismo con la enfermería (tanto en auxiliares como en enfermeras y celadores), siempre nos mirábamos con Txagorritxu, ya que la ratio personal de enfermería/paciente en este último era mayor, y aunque todos pertenecíamos a Osakidetza, las comparaciones eran inevitables y tardarían mucho en desaparecer o no desaparecerían nunca.

No obstante, el ambiente que se percibía era el de una *gran familia*; nos hacíamos favores, nos saludábamos por los pasillos, nos conocíamos todos, el hospital era nuestra casa, *pertenecíamos a él*.

Tras la homologación de puestos y salario, perduramos, durante varios años, muchos profesionales de todas las categorías de la anterior plantilla *laboral* proveniente de Diputación; esta fue disminuyendo hasta casi extinguirse y en su lugar fueron incorporándose los profesionales *estatutarios*, los cuales obtenían su puesto una vez superado el concurso-oposición que marca la ley para el régimen estatutario o en su defecto quedan incluidos en las listas de trabajo para ser contratados cuando fueran necesarios.

Hasta este momento Txagorritxu y Santiago mantenían sus propias listas para contratar y se respetaban mutuamente casi al cien por cien; y es que lo de «no hay enfermeras ni médicos» no es nuevo, lo hemos conocido siempre.

Entre los nuevos derechos laborales alcanzados se encontraban los que denominamos «Canosos» por tratarse de días libres obtenidos en función de los trienios trabajados; estos y otros como la reducción de horas de jornada y los derivados de la «conciliación familiar», implicaban más días de ausencia del personal con las consiguientes sustituciones, de tal manera que cada vez observábamos más caras nuevas perdiéndose, en cierto modo, la familiaridad, complicidad y apreciándose un ambiente más difuso y distante.

Surgió la «Carrera Profesional», complemento retributivo para la plantilla de Osakidetza. Para acceder a ella había que cumplir con determinados criterios como antigüedad (haber trabajado tres de los últimos cinco años en la categoría solicitada), la superación de la evaluación del mando intermedio y el cumplimiento de los requisitos formativos.

5.4 Superando obstáculos. Surgiendo y modernizando estructuras y especialidades

Por la coexistencia de los *laborales y los estatutarios* surgió un desequilibrio con la figura y el contenido de las tareas del *enfermero-auxiliar-celador*, que todavía permanecía y que tenía que convivir con el *celador*, que empezaba a integrarse en nuestra organización.

En nuestro caso, al tratarse de una figura entre auxiliar y celador, en el organigrama pertenecía al departamento de enfermería, y los celadores (estatutarios) al departamento de personal no sanitario, así que fueron tiempos de mucha paciencia y buena voluntad por parte de unos y otros, pero hasta que la antigua figura no se extinguió y la nueva se consolidó en su departamento y consiguió su propio jefe vivimos bastantes tensiones.

El hospital continuó creciendo y modernizándose, se fueron añadiendo nuevas especialidades, como Digestivo, Radiología Intervencionista; se modernizaron y ampliaron los servicios de Quirófano, URPA, aunque esta última en su inicio no cubría las veinticuatro horas; central de Esterilización con la que aprendimos la importancia de la *trazabilidad* en el instrumental quirúrgico, Medicina Nuclear, que dispuso de habitación para sus tratamientos con yodo radiactivo.

La gestión del personal de la cocina general y provisión de alimentos fue subcontratada en tiempos del gerente A. Población, volviendo la gestión interna con Pedro M.ª Angulo (esta persona fue nombrada para ello) haciéndose responsable de la parte del personal no sanitario y manteniéndose la subcontratación de proveedor único de alimentos.

Continuaron como responsables de la parte dietética y del personal de enfermería el Dr. Ezquerra y Charo Molinuevo, supervisora de enfermería.

Se construyó una UCI totalmente nueva con dedicación, casi exclusiva, al *paciente politraumatológico*, ya que la atención cardiológica se llevaba a cabo en la UCI de Txagorritxu, donde no estaba contemplada la neurocirugía.

Se formó específicamente a la enfermería que iba a trabajar allí, esta se encontraba motivada, ya que había sufrido mucho en la anterior UCI de neurocirugía en la que no había médicos de presencia física las veinticuatro horas y por ello asumían una alta responsabilidad. Fermín Labayen, jefe de servicio médico, dio un gran impulso a este nuevo servicio, tanto que, en breve, hubo que aumentar el número de boxes.

Una vez a pleno funcionamiento, los profesionales médicos y enfermeras de la plantilla de UCI diseñaron el reciclaje en RCP (reanimación cardiopulmonar), anual, para todo el personal del hospital. Los talleres los llevaban a cabo las enfermeras de la plantilla de UCI y un médico.

Se constituye en Osakidetza el Centro Vasco de Transfusiones y Tejidos Humanos, responsables de la coordinación con la ONT (Organización Nacional de Trasplantes), y se acreditan los centros para extracción y trasplante, en Santiago se ubica el equipo de extracción.

5.5 Buscando espacios

El hospital continuaba expandiéndose de tal forma que el espacio empezaba a hacerse pequeño, lo que obligó a tomar una serie de decisiones como la salida, alcanzado el acuerdo con el obispado, de la Congregación de religiosas del hospital a la calle, pasando a vivir en pisos o en su residencia «Paúl Enea» en la calle Pedro Asúa.

En el espacio que dejaron libre se inauguró la primera Unidad de Día, se ubicaron oficinas para las centrales sindicales, para los profesores de la EUE, jefe de limpiezas, supervisora de docencia y secretaria, administrativo de recursos humanos, supervisoras generales, incluso llegó a albergar a la unidad de Hospitalización a domicilio.

También la capilla religiosa adoptó dos tareas bien diferentes, la primera su contenido religioso, y la segunda, tras tapar con un gran telón todo el altar, los ambones y la imaginería religiosa, se reconvertía en salón de actos, ya que el primitivo se rehízo para que albergara al departamento de personal.

El archivo general no daba abasto con tanta historia clínica y hubo que trasladarlo a otras dependencias más amplias, a la vez que se modernizó el sistema de búsqueda, ya no solo sería por el número de historia del paciente, sino que sería también por colores y una serie de dígitos que se localizarían en cada espacio y estante.

Todo paciente tiene su historia clínica, la cual contiene un número de determinados documentos; hoy está informatizada, pero hasta hace unos años era en papel. En algunas personas solo constaba dos o tres folios, en otras, estos eran incontables; además, se sumaba la parte del diagnóstico por imagen (radiología, etc.,) que ocupaba espacio y pesaba bastante.

Estaba custodiada en el archivo general que cada vez requería más y más espacio, y solo se sacaba de ahí cuando el médico la requería, pero hubo un momento en el que se estableció la norma de que cada paciente debería ingresar con su historia, de tal manera que, dado que en las unidades y servicios no había secretarias, era enfermería la que debería de encargarse de que la historia de cada paciente se encontrara en el casillero correspondiente.

Lo que parece una tontería sumó otra responsabilidad más a enfermería porque su búsqueda conllevaba la utilización de gran cantidad de tiempo, incluso casi enfados con aquellos que no la devolvían puntualmente a archivo; tanto ir y venir con algo que no era de nuestra competencia, nos replanteaba la exigencia de insistir en lo que verdaderamente era nuestro objetivo: el cuidado del paciente.

5.6 La historia de enfermería y aplicaciones informáticas

Continuamos diseñando la historia de enfermería sobre el paciente en la que deberían constar unos mínimos aspectos como eran la alimentación, el aseo, la deposición, el descanso, la oxigenación, los detalles sobre los dispositivos: venosos, uretrales, úlceras por presión, y no solo los aspectos relacionados con las órdenes médicas.

El hecho de hablar de la historia de enfermería nos retrotrae a aquellos años en los que el Colegio Oficial de Enfermería nos facilitó un primer contacto con el «MS DOS» (sistema operativo para computadoras personales) a través de unas charlas adelantándose a lo que la tecnología pondría en nuestras manos, y posteriormente conocimos «Windows» de la mano de Luisfer Aguirre, y lo que parecía que no llegaría nunca fue casi instantáneo.

El departamento de informática demostró bastante paciencia con todos, ya que no éramos solo las enfermeras, también los médicos tenían que utilizar sus aplicaciones y sufrían sus frustraciones como los demás.

En la plantilla, en general, se fueron incorporando profesionales jóvenes y en este aspecto no tenían tantos problemas, aunque, todo hay que decir, las aplicaciones fueron mejorando y con ello disminuyendo los problemas.

5.7 Nuevas tecnologías

De la misma manera que nuestras abuelas y madres conocieron la lavadora y dejaron de lavar en el río o en la fría piedra del lavadero municipal, nuestros cirujanos se acogieron a las nuevas técnicas de intervención menos invasivas como la facoemulsificación de la catarata, la cirugía abdominal por laparoscopia alternativa a la cirugía abierta convencional, menos dolorosa y que precisa menos días de estancia, la implantación de la cirugía mayor ambulatoria, todo esto ayudado por las nuevas técnicas de anestesia.

Y la gran tecnología para nosotras auxiliares y enfermeras fue la adquisición de camas eléctricas (tras la donación al Hospital Santiago Apóstol de una herencia), situación que liberó al personal de una tarea tan fatigosa como la colocación del paciente en la cama manejando unas manivelas que tras describir varias vueltas elevaban el cabecero o la zona de los pies del paciente; en otra clase de camas ni siquiera era así, sino que dichos cabeceros se elevaban traccionándolos directamente con el consiguiente esfuerzo físico de la auxiliar o enfermera.

También la instalación del microondas en los *office* de enfermería nos resultó de gran ayuda.

Nunca olvidaré al Dr. Carreras cuando, casi a diario, se preguntaba: «¿Qué sucede en esta unidad que siempre huele a leche quemada?». Así era.

Cada día varios de nuestros pacientes (medicina interna), estaban en *ayunas* pendientes de alguna exploración radiológica, analítica, histológica, etc.

Manteníamos en espera el desayuno hasta que dicha exploración fuera realizada y cuando el servicio correspondiente informaba de que el paciente podía desayunar, poníamos la leche a calentar y no nos quedábamos esperando, sino que continuábamos con nuestra tarea poniendo medicación, haciendo camas, atendiendo timbres..., y lo que sucedía era que el *office* de la unidad disponía de una cocina eléctrica con dos fuegos y cuando la leche se calentaba y no la retirábamos a tiempo, comenzaba a hervir y a salirse del cazo esparciendo el olor por toda la sala.

El microondas nos permitía esperar y retirar la leche a tiempo sin que esta llegara a derramarse y quemarse y luego tener que limpiar todo el líquido vertido.

Otro logro que supuso muchos sudores y lágrimas, no es exageración, fue el hecho de que dejáramos de transcribir la prescripción del tratamiento médico, y la escribieran y en su caso actualizaran los propios médicos.

Se trató de un cambio que habíamos observado que lo hacían en el Hospital de Galdakao. Nos pusimos en contacto con ellas, nos explicaron cómo lo llevaron a cabo y lo pusimos en marcha en nuestro hospital.

Implicaba que la enfermera no tenía que transcribir el tratamiento médico del paciente, minimizando con ello los errores. Algo similar ocurría en los ambulatorios donde la enfermera rellenaba las recetas. Este no era nuestro cometido.

Ante la novedad hubo médicos que se negaban a hacerlo y no facilitaban el cambio. En farmacia también tuvieron problemas, pero los exponían, se hablaba y no todo era palos en las ruedas. Las enfermeras y supervisoras aguantaron carros y carretas a todas las horas. No en todos los servicios era igual, pero algunas compañeras lo pasaron mal, sin embargo, el cambio no declinó y salió adelante, tanto que de ese impreso en papel surgió la prescripción farmacéutica informática, con la cual, hoy en día, se trabaja con ella tanto a nivel hospitalario como en atención primaria.

5.8 Otros cambios

Conocimos la «anisakiasis», alergia al Anisakis y sus consecuencias desde la investigación llevada a cabo por Maite Audicana, médico alergólogo y alumna (MIR) del entonces jefe de servicio Dr. L. Fernández de Corres (†), el cual también fue profesor en la escuela de ATS.

Se reavivaron, se encontraban en un estado letárgico, las sesiones clínicas generales instándose a que participaran todas las especialidades médicas incluyéndose a enfermería como una especialidad más.

Se puso en marcha un sistema de rotación de tal manera que todas las semanas se realizaba una sesión donde se avisaba en el panel de formación continuada quién la expondría y el tema a tratar. La participación de enfermería supuso un reconocimiento a su preparación, a su labor y al peso específico que representa dentro de la organización.

Comenzamos a vivir con la *cirugía de tarde*, respaldada por el aumento progresivo de las listas de espera quirúrgicas.

Cuando el hospital solo tenía dos quirófanos, estos funcionaban mañana y tarde, trabajando los médicos en turno partido, lo que, además, permitía que hubiera consultas externas de tarde. Pero este modelo unido a la opción de la *dedicación exclusiva* para el médico cambió, pasando a realizar turno continuado de mañana, de tal manera que una estructura como la quirúrgica permanecía cerrada o sin funcionar de manera programada durante el turno de tarde.

Ante el planteamiento de disminuir las listas de espera quirúrgicas se puso en marcha la modalidad antes mencionada del turno de tarde, pero sin aumentar plantilla, la actividad realizada se pagaba y se paga a golpe de talonario.

En el caso de enfermería, se dejó de pagar la jornada vespertina y se pasó a realizar contratos de trabajo a enfermeras y auxiliares para esas jornadas de tarde.

En cuanto a la cirugía y la *seguridad del paciente*, se introdujo el «Check List», herramienta para mejorar la seguridad de las intervenciones y disminuir los efectos adversos.

El Dr. Ferreira, neurocirujano, incluyó intervenciones en las que el paciente es operado de un tumor cerebral permaneciendo despierto, situación que permite al individuo participar en su propia intervención cuando el neurocirujano le habla y le pregunta.

El servicio de Psiquiatría amplió su atención y puso en marcha los departamentos de «Psiquiatría infanto-juvenil», «Trastornos de la alimentación», formación de los alumnos EIR (enfermera interno residente en salud mental) y «Unidad de día psiquiátrica».

Belén Beltrán de Heredia, médico anestesiólogo, planificó y desarrolló la «Unidad de Dolor», donde acuden los pacientes con dolor crónico y tras realizar un diagnóstico se les propone un plan de tratamiento con el que se intenta que recuperen el bienestar físico y emocional. Resultó un nuevo campo para enfermería en el que aprendimos otras maneras de abordar el dolor; ante este nuevo horizonte Agurtxane Albinarrate no tuvo dudas para ponerse al frente.

Arrancó el *screening* o cribado de mama.

El hospital de Día o Unidad de Día dio cobijo a tratamientos médicos y quirúrgicos, área casi al cien por cien de enfermería y en continuo crecimiento.

Tal y como vaticinó el Consejero de Sanidad en su día todas las especialidades se subieron al carro de los avances en la tecnología médica: Urología y el departamento Litotriptor, Traumatología, Maxilofacial, Radiología intervencionista, técnicas no invasivas de digestivo…

5.9 Contrato programa

La tecnología en la medicina ayuda en el diagnóstico y en el tratamiento de las enfermedades, en las operaciones quirúrgicas y en otros cuidados del paciente e intenta facilitar el trabajo del profesional sanitario, pero también conlleva su correspondiente presupuesto económico para lo que se contempló en Osasuna Zainduz, la herramienta de gestión denominada «Gestión por Contrato» o «Contrato Programa», que desde el Departamento de Sanidad del Gobierno vasco se define «*como un nuevo instrumento de relación con los centros sanitarios públicos que permite lograr los objetivos de salud propuestos y modifica la actual fórmula de financiación ligando la actividad al presupuesto asignado al centro*».[38]

Esta herramienta de gestión pretendía mejorar la eficiencia y la asignación de los recursos disponibles, así como una gestión autónoma de los centros públicos basada en la mejora de los procesos clínicos que requiere alta participación de los profesionales clínicos.

No vamos a profundizar en el Contrato Programa, solo nombrar un criterio de los varios que dicho contrato exige como es el «Volumen de actividad y las Condiciones de calidad» en las que se debería de llevar a cabo dicha actividad.

Entre las pautas de calidad a considerar se contrataban las «Úlceras por presión», área de trabajo importante para la enfermería; momento en el que empezaron a contemplarse las grúas mecánicas para movilizar pacientes, así como los colchones antiescaras que facilitan el confort del enfermo grave encamado.

5.10 Bioética

Y hablando de eficiencia, algo que en aquellos momentos no se podía obviar era conocer y hablar sobre *bioética*, disciplina que busca esclarecer las consecuencias de las acciones que ocurren en la interacción entre pacientes, profesionales y el sistema sanitario.[39]

---

[38] Heras Gómez, A. El contrato programa. Un instrumento de cambio en la Administración Sanitaria Vasca. https://www.carm.es/chac/igmu/Rv-AP-n04a.pdf
[39] González de Paz, L. (2013). Una bioética clínica para la Atención Primaria de Salud. Elsevier. *Medicina de familia, 39*(8), 445-449.

Las primeras personas a las que escuchamos fueron al profesor Diego Gracia, director del primer máster español de Bioética, y su alumna Maribel Marijuan, doctora en Medicina y magíster en Bioética y profesora de Bioética de la Facultad de Medicina y Enfermería de la UPV/EHU.

Tras este primer contacto otros profesionales del hospital como Susana Sayas, médico en el servicio de Atención al Paciente y Maite Gamarra-Mayor, enfermera documentalista del servicio de Archivo y otras, comenzaron a formarse y a crear los grupos promotores (siempre constituidos por personas voluntarias) para la realización del «Consentimiento Informado».

Este aspecto dio un giro radical a la manera de entender la atención del paciente, ya que, hasta ese momento, el médico posee el saber y trata al paciente sin que sea necesario que dicho paciente intervenga, todo ello bajo el principio básico ético: «*Primum non nocere. Ante todo, no perjudicar*». Pero ya en los años cincuenta los conceptos de *individualidad y autonomía* empiezan a observarse en la vida social y el modelo clínico asistencial se ve modificado, y comienzan a desarrollarse las «Cartas de los Derechos de los Enfermos», entre los que figura el *trato digno, la confidencialidad, intimidad y el derecho al consentimiento informado*.

El Consentimiento Informado no debería entenderse como un trámite legal ante posibles eventualidades adversas, sino como un medio de comunicación entre el profesional sanitario y el paciente, a través del cual el enfermo deberá ser informado adecuadamente sobre los riesgos y beneficios de la medida terapéutica que se llevará a cabo y sobre la cual él autorizará o no dicha intervención. Es decir, este modelo de relación clínica se basa en la autonomía del paciente y su capacidad de decisión tras estar debidamente informado y no solo en el saber hacer del médico. [40]

---

[40] La información y el Consentimiento informado. Principios y pautas de actuación en la relación clínica. Documento de las Comisiones promotoras de los Comités de Ética asistencial del País Vasco.

5.11 Todos, no sobra nadie

Vimos y participamos de la transformación del Hospital Santiago Apóstol no solo médicos, enfermeras, auxiliares de enfermería y celadores por ser los grupos que están en contacto más directo con el enfermo, sino también todos aquellos que están más en la penumbra tras sus microscopios y pipetas como los técnicos y patólogos, o los que se encuentran manipulando una máquina como el escáner, RX, mamógrafo, medicina nuclear, los radiólogos, técnicos, o aquellos compañeros que tras una intervención en una articulación o tras una larga estancia en UCI de los pacientes, se desplazan para ayudar a recuperar la articulación o a que la musculatura recupere su tono; los fisioterapeutas; las compañeras limpiadoras que se ocupan constantemente de que todo esté limpio y en orden; los del uniforme azul marino o bata blanca que se desplazan sigilosamente por todo el edificio y están ahí cuando les necesitas, son los compañeros de mantenimiento y electromedicina; todos aquellos administrativos que facilitan el material con el que tenemos que trabajar a pie de cama o de camilla quirúrgica, los médicos y colegas de Salud Laboral, de Medicina Preventiva, Técnico de Prevención de Riesgos, Admisión, Atención al paciente, Hospitalización a Domicilio, el servicio de informática, los empleados de seguridad…, todos ellos están ahí y se mueven junto a nosotros como nuestra sombra, allá hacia donde vayamos ellos también van y, a su vez, nos recuerdan constantemente que todos y cada uno somos necesarios, si faltara alguno de ellos el hospital no funcionaría.

5.12 ¿Y mientras se introducían todas estas novedades en el hospital qué hacíamos las enfermeras?

Tras la creación de la *Historia de enfermería del paciente*, donde constaban las catorce necesidades del modelo de Virginia Henderson y también las actividades derivadas de la prescripción médica, todo ello en soporte papel y con un número identificativo para localizarlo y que fuera suministrado desde imprenta a las unidades de enfermería, comenzamos a elaborar planes de cuidados específicos de las patologías que más ingresaban. Los denominamos «Planes de Cuidados estandarizados».

Las compañeras de Neumología, 4B, con Pili Echarte al frente, organizaron la «I Jornada de Enfermería Neumológica» a la que, después, siguieron varias más tomando el testigo compañeras de otros hospitales de la C. A. P. V, aunque ante el trabajo y las dificultades de la organización casi siempre se realizaba en Vitoria-Gasteiz.

Pasito a pasito conseguiríamos pasar de ser el ayudante del médico a consolidar nuestra propia identidad.

6

DESARROLLANDO LA PROFESIÓN

Comenzaré recordando que, antes de que el Hospital Santiago Apóstol formara parte de Osakidetza (todavía éramos Diputación), la Dirección de Enfermería de aquellos momentos nombró a una enfermera de la plantilla, Carmen Gistau Torres, responsable de Docencia y Formación Continuada como profesional encargado de identificar las necesidades formativas de la enfermería y miembro de la comisión de biblioteca.

Además, como éramos un hospital con acreditación docente (permaneciendo en la actualidad dentro del Hospital Universitario de Álava), realizaba seguimiento de las alumnas de enfermería (provenientes de la EUE de Vitoria) y auxiliar de enfermería (provenientes de Egibide Jesús Obrero y Molinuevo) que se admitían a prácticas a las que hablaba de la historia del hospital, de la enfermería y las distribuía por los diferentes servicios y unidades donde eran recibidas e informadas del funcionamiento de la unidad.

Cuando se producía contratación masiva por motivos vacacionales se ocupaba de recibir a todas las nuevas colegas e informaba, además de la historia del hospital, de nuestra sistemática de trabajo, normas, procedimientos, protocolos, etc.

Realizaba la introducción y acogida tanto al nuevo personal como al alumnado de tal modo que se sintieran seguros, atendidos en sus dudas y miedos, así como parte integrante de la institución, de forma que todo ello redundara en la calidad del cuidado de enfermería y la satisfacción laboral, entre otros factores.

Fue una profesional que ejerció de cadena de transmisión con todas las direcciones de enfermería que a lo largo de los años fueron nombradas, y una valiente guardiana del gran tesoro que contenía una cantidad anual para utilización en gastos de formación. Esta cantidad como empleados *laborales* que éramos, la negociábamos en los convenios anuales y de él se extraían tres partidas diferentes para formación: médicos, personal sanitario: auxiliares y enfermeras, y no sanitario: administrativos, etc.

Una vez transferidos y perteneciendo a Osakidetza, estas partidas se mantuvieron porque todavía éramos muchos los laborales que continuábamos en plantilla y era un derecho recogido en el Convenio Colectivo que afectaba a los laborales y que en el tiempo se hizo extensivo a todo el personal.

Ahí estábamos queriendo aprender y regir nuestra profesión, no en vano estudiamos en la carrera que las áreas que contempla la enfermería son la atención al ciudadano, la formación, la gestión y la investigación; teníamos mucho camino que recorrer, pero lo íbamos a intentar y conseguir.

En palabras del profesor Diego Gracia: «lo constitutivo de toda actuación profesional sanitaria es el cuidado, no la curación. Los cuidados son un elemento básico de toda relación humana y, en ese sentido, un índice de humanización». [41]

Y en nuestro afán de cuidar y de profesionalizar los cuidados, dimos nuestros primeros pasos hablando de *Modelos de Enfermería* «o la representación ordenada de un conjunto de ideas reunidas para representar una idea global»[42], «tratando de representar la realidad de la práctica, los factores implicados en la acción

---

[41] Pons Fernández, S. Breve estudio sobre la historia de la enfermería. TFG. Universitat d'Alacant 2016-2017.

[42] Fernández, C. Gusiñé, F. Pardo, A. Sales, D. (1985). Modelos conceptuales de Enfermería. *Revista Rol de Enfermería,* 78, 49-51.

enfermera y la relación que guardan entre sí, es decir pretenden describir, establecer y examinar los fenómenos que conforman la práctica de la enfermería»[43].

Conocimos el de Gotzone Mora[44], el cual obtuvo poco recorrido, y el de Teresa Piulach[45], modelo con una visión más integradora y holística.

El Colegio de Enfermería de Álava ofertó cursos de esta última, entre los que también se encontraban el acompañamiento al duelo y a la muerte, con amplia asistencia y participación.

Era como volver a la escuela cuando justamente habíamos salido de ella. Debíamos esforzarnos en entender que nuestra profesión es una disciplina científica, que nuestro objeto de estudio es el cuidado profesional a las personas en situación de salud y de enfermedad y que para conseguirlo debemos utilizar nuestro propio método: «El proceso de atención de enfermería» llamado PAE, o lo que es lo mismo, la aplicación del método científico en la atención de enfermería.

Entre los pasos que implica (nombrados en capítulos anteriores) se encuentra el *diagnóstico enfermero*, aspecto que suscitó suspicacias, aunque por poco tiempo, ya que era sencillo percatarse de que en muchas profesiones se realizan diagnósticos; ¿acaso no lo hace el mecánico cuando le entregas tu coche averiado? ¿Y el fontanero cuando el grifo pierde agua? Pues sí, la enfermera también realiza su diagnóstico cuando tiene delante a una persona que le plantea sus problemas de salud.

No era tarea fácil, ya que el modelo sanitario continuaba siendo biologicista, orientado a la enfermedad, en el otro extremo de la concepción holística que estábamos utilizando las enfermeras y como la propia OMS lo contempla en su definición de salud: «La

---

[43] https://enfermeriablog.com/modelos-enfermeria/
[44] Profesional de amplia trayectoria académica en Sociología y Enfermería y experta en investigación.
[45] Licenciada y Master en Enfermería Clínica y Miembro del Comité de Expertos O.M.S. Copenhague, 1977-1988.

salud es un estado de completo bienestar físico, mental y social, y no solamente la ausencia de afecciones o enfermedades».

Tampoco ayudaba que hubiera colegas que se mantenían en las técnicas del antiguo ATS, todo ello mientras surgían nuevas profesiones como los técnicos en análisis clínicos, farmacia, radiología, medicina nuclear, que exigían y demandaban sus puestos de trabajo, como los fisioterapeutas, que consiguieron su diplomatura tras finalizar la especialidad del ATS en fisioterapia en 1980 (ídem los podólogos).

Desde la Subdirección de Enfermería de Osakidetza primero y desde la Asesoría de Enfermería después[46], se impulsó este modelo de asistencia enfermera, el cual precisó de una amplia divulgación y formación al respecto, para lo cual, dicha asesoría, organizaba cursos y talleres que se realizaban en las tres provincias. Las distancias permitían que nos trasladáramos de un lugar a otro sin mayor dificultad facilitando la asistencia y momentos de reflexión en los que poníamos sobre la mesa nuestras formas de entender y hacer e íbamos unificando criterios en todo el territorio.

En el Hospital Santiago Apóstol continuábamos disponiendo, anualmente, del dinero para formación continuada.

La supervisora de Docencia se ocupaba de no repetir cursos, para ello, solicitaba a cada unidad de enfermería las necesidades de reciclaje específicas de la unidad, y otras que pudieran incumbir a todos los servicios.

6.1 Escuela Universitaria de Enfermería de Vitoria-Gasteiz

Ya se ha expresado en el primer párrafo que recibíamos a las alumnas de la EUE de Osakidetza, situada en Vitoria; para hablar de ello hay que refrescar la historia de las escuelas de

---

[46]La Subdirección de Enfermería fue eliminada del organigrama de Osakidetza y fue sustituida por la de Asesora de Enfermería.

ATS de nuestra ciudad y de la actual Escuela de Enfermería de Vitoria.

Ambos hospitales Txagorritxu (en origen Residencia Ortiz de Zárate) y Santiago Apóstol, tuvieron cada uno la suya, desapareciendo la de este último en 1978, manteniéndose la de Txagorritxu adscrita a la Universidad de Bilbao e impartiendo la titulación de diplomados. Esta situación generó contestación social y al cabo de unos meses se abrió la Escuela del Colegio Universitario de Álava (CUA) dependiente de la Universidad de Bilbao e iniciando la formación ese mismo curso 1978/79. En estos momentos permanecían las dos escuelas la del CUA y la de Txagorritxu, y mantener las dos no parecía una situación factible.

El 20 de febrero de 1980 la Universidad de Bilbao se convirtió en la UPV/EHU, conformando el sistema universitario de la Comunidad Autónoma Vasca del que forman parte los centros universitarios oficiales existentes en ese momento en los tres territorios históricos y por un grupo de escuelas universitarias que se constituyeron como centros adscritos.

Con el Real Decreto 1536/1987, de 6 de noviembre sobre Transferencias a la Comunidad Autónoma del País Vasco de las funciones y servicios del Instituto Nacional de la Salud (INSALUD), la Escuela de Enfermería de Txagorritxu fue incluida en el traspaso siendo el Departamento de Sanidad del Gobierno vasco el ente titular de la misma, con dependencia de Osakidetza, manteniendo su adscripción a la UPV/EHU y desapareció la del CUA.

En el Decreto 101/1999, de 16 de febrero, pasa a denominarse Escuela Universitaria de Enfermería de Vitoria-Gasteiz.

Para las prácticas externas obligatorias a lo largo de los cuatro cursos académicos (antes del plan Bolonia eran tres), se cuenta con todos los dispositivos asistenciales de Osakidetza en Álava y con los de otras Instituciones y Centros Sanitarios o Socio sanitarios que se encuentran en Vitoria-Gasteiz, con los que se tiene formalizado convenios.

Durante cada rotación práctica del estudiantado las Enfermeras asistenciales comparten con ellos de forma generosa su saber, su saber ser y su saber hacer profesional. Si bien en cada unidad cada estudiante tiene adjudicada una Instructora de práctica clínica que se hace cargo de la acogida, el seguimiento y la evaluación del desarrollo competencial del mismo.

Con el fin de una buena coordinación entre la Escuela y los Centros de prácticas y que la supervisión del desarrollo competencial de cada estudiante vaya orientada en el mismo sentido, cada curso académico la escuela organiza formación dirigida a las Instructoras de prácticas.

En 1998, en la Escuela fue acreditada la Unidad Docente de Enfermería de Salud Mental de Osakidetza (UDENFSM) por el Ministerio de Sanidad y Consumo para la formación Sanitaria Especializada en Enfermería de Salud Mental. Dicha Unidad Docente a partir de 2022 pasó a formar parte de la Unidad Docente Multiprofesional de Salud Mental del Hospital Universitario de Álava. [47]

No podemos olvidar aquellos tiempos en los que las primeras alumnas de Diplomatura deberían realizar sus prácticas y nos negábamos a recibirlas en tanto no fuera equiparado nuestro título con el de diplomado[48]. Esto sucedió con la primera promoción de DUE del CUA, la cual no realizó prácticas en primero porque nos negamos a recibirlas y a formarlas.

---

[47] Fuente: Encarnación Betolaza López de Gámiz. Directora de la EUE de Vitoria-Gasteiz.

[48] Situación alcanzada tras la publicación de la Orden Ministerial de 15 de julio de 1980 que regula el plan de convalidación por la Universidad de Educación a Distancia (UNED) de ATS a Diplomado Universitario, estableciendo la obligatoriedad de realizar un curso de nivelación de conocimientos a efectos de convalidación académica del título de Ayudante Técnico Sanitario por el de Diplomado Universitario.

Me detengo hablando de la Escuela porque es un privilegio tenerla tan cerca y colaborar con ella, hemos tenido la posibilidad de tutorizar las prácticas tanto de alumnos de diplomatura como de alumnos ENI, licenciatura de Estudios Europeos de Enfermería, validada por la Universidad de Brighton, hasta la actual de Grado (Plan Bolonia).

Los primeros profesores de esta escuela, responsables de las prácticas, que conocimos fueron Teresa del Hierro, Jesús Martín y Merche Martínez de Albéniz, todos ellos enfermeros.

Las supervisoras y enfermeras tutorizábamos las prácticas, y nos reuníamos con el profesor que cada unidad de enfermería tenía asignado y conjuntamente realizábamos seguimiento y facilitábamos la evaluación del alumno.

Era como una simbiosis porque en los momentos de cambios en la profesión también aprendíamos con el alumnado, nosotras aportábamos nuestra experiencia más técnica y con los alumnos nos íbamos proveyendo de las nuevas teorías.

También ofrecía, entre otros, cursos de posgrado con los que, voluntariamente, pudimos ir profundizando en otras áreas de la diplomatura como fueron los «Modelos de Enfermería», sobre el «Proceso de Atención de Enfermería», «Enfermería avanzada», «Técnicas de investigación», sobre cómo «Escribir los evolutivos de enfermería» en los que deberían constar datos objetivos y que hicieran referencia al plan de cuidados establecido.

Fueron interesantes y necesarios los conocimientos en estas materias, ya que por una parte continuábamos desarrollando nuestra profesión, y por otra las plantillas fueron cambiando muy lentamente al amparo de nuevas necesidades como la reducción de horas anuales, la emergencia de nuevos servicios, el índice de rotación de enfermos y el aumento de cargas de trabajo, y no todas las nuevas profesionales conocían nuestro modelo de cuidados y debíamos formarlos sobre la marcha.

6.2 Colegio Oficial de Enfermería de Álava

No olvidamos la labor del Colegio Oficial de Enfermería de Álava que ofrecía y ofrece cursos y talleres que complementan la teoría aprendida en la carrera; alguno de ellos por su extensión en horas los realizamos en fines de semanas, como los que trataban sobre las interacciones humanas, otros como la atención en el duelo y la muerte eran ineludibles. No faltaban los talleres sobre «Trabajo en Equipo» y los valores que conlleva: respeto al compañero, aportar cada uno desde las propias diferencias, ya que hay personas más hábiles en unas disciplinas que otras y al revés, conseguir los objetivos comunes gracias a la actividad desarrollada por cada miembro del equipo; todo ello hace crecer al grupo.

Cursos de inglés, materia imprescindible para la investigación; el de la formación en la aplicación de la prescripción enfermera, y tantos otros que ayudan a mantener la carrera profesional, ya que el contenido de esta institución no es otro que el de defender y representar a la enfermería, por ello promueve actividades para todo el profesional que desea formarse a lo largo del tiempo.

6.3 Modelo de Atención de Enfermería en Osakidetza

La Asesoría de Enfermería definió la Filosofía, Objetivos y Metas de la actuación enfermera hospitalaria basada en el modelo de cuidados de Virginia Henderson[49] y sus catorce necesidades básicas como foco de la atención de enfermería. Para V. Henderson la enfermera actuará en el lugar del paciente solo cuando este no tenga conocimiento, fuerza física, voluntad o capacidad para ha-

---

[49] Ruiz de Ocenda Ruiz, M.J. Aplicación informática para la práctica asistencial de enfermería hospitalaria de Osakidetza/Servicio Vasco de Salud. VI Congreso Nacional de Informática para la Salud. Madrid, abril 2003.

cer las cosas por sí solo o para llevar correctamente el tratamiento; es decir, colaborar en la asistencia a una persona enferma hasta que él pueda hacerlo por sí solo, incluida la ayuda a una muerte tranquila y pacífica.

Este modelo cambiaría totalmente el paradigma utilizado hasta entonces porque conlleva formar al individuo y familia para que este (y su familia) se hiciera responsable de sí mismo, de su situación de salud/enfermedad y aprendiera a manejarse por sí mismo, a diferencia del cuidado *médico-paternalista*, donde el individuo ponía en manos de los profesionales todas sus decisiones

Ni que decir tiene que, a la vez que nos sumergíamos en esta nueva filosofía, el hospital implantaba la cirugía de tarde (algunos la denominan *peonadas*"), a su vez la estancia del paciente se reducía ostensiblemente con el consiguiente aumento de camas libres que se ocupaban con inmediatez, creándose ectópicos[50] en las distintas unidades de enfermería, lo que acarreaba una gran incidencia en la disponibilidad de tiempo de enfermería para la planificación y el registro de cuidados, de esta manera surgieron los *planes de cuidados estandarizados (PCE)*, los cuales fueron definidos y diseñados teniendo en cuenta los *procesos* más prevalentes en el hospital (esto se lleva a cabo en todos los hospitales de la red de Osakidetza).

Impulsados por la Asesoría de Enfermería de Osakidetza se formaron grupos de trabajo constituidos, principalmente, por los responsables de formación de enfermería de los hospitales que, junto a otros expertos y la bibliografía existente, elaboraron un manual sobre *planes de cuidados estandarizados de enfermería*.[51]

---

[50] Se considera paciente *ectópico* aquel al que se le ha asignado cama de ingreso en una unidad de enfermería que no corresponde con el servicio médico responsable del caso.

[51] Ruiz de Ocenda Ruiz, M. J. (2003). Aplicación informática para la práctica asistencial de enfermería hospitalaria de Osakidetza/Servicio Vasco de Salud. VI Congreso Nacional de Informática para la Salud. Madrid, abril.

Posteriormente, en nuestro caso, esta experiencia se piloto en una unidad de enfermería pequeña, en 4 A, y luego se hizo extensivo al resto del hospital.

Se colocaron ordenadores en las Unidades de Enfermería, en un principio los utilizaron las supervisoras para elaborar los turnos y realizar seguimiento de horas, festivos, etc.

En Osakidetza, poco a poco y con la guía de los PCE, se creó una aplicación informática de planes de cuidados de enfermería, propia, denominada «Zaineri». En la elaboración de esta herramienta informática participaron los responsables de docencia de la red de Osakidetza.

Lo que parecía a largo plazo resultó ser casi instantáneo, se colocaron PC en los controles de enfermería, y se piloto el programa Zaineri en la cuarta planta del pabellón «A» por tratarse de una unidad con menor número de camas, y posteriormente se extendió a todas las unidades del hospital.

Previamente se formó a las enfermeras en dicha herramienta que contemplaba los cuidados relacionados con el área o campo autónomo de enfermería, los cuidados relacionados con el área de colaboración con los facultativos y otros profesionales de salud, actividades relacionadas con las órdenes y tratamientos médicos y actividades que suponen comunicación con otros niveles asistenciales o unidades de enfermería o servicios hospitalarios.

De la puesta en marcha en cada unidad, la enseñanza del programa tanto a enfermeras como a sustitutas fue responsable la supervisora de docencia.

Con esta aplicación informática, las enfermeras de la asistencia hospitalaria de Osakidetza, aplicamos un marco conceptual desde el que regulamos nuestras actividades/intervenciones y un lenguaje que nos facilitó llevarlas a cabo, a la vez que homogeneizamos nuestra práctica profesional y nos permitía desarrollar trabajos de investigación.

Nos sentíamos inseguras con el manejo del ordenador; todo era novedoso, cuando algo no funcionaba o aparecía un error, hablábamos y chillábamos al ordenador como si fuera la causa; aprendimos que es una máquina tonta que solo responde a la tecla que toques, ¡hay que saber la que hay que tocar!, y así pasábamos tiempo y los timbres y teléfonos, pacientes y médicos esperando…, sí, bastante estresante.

El siguiente paso consistió en la autoevaluación del «proceso de Atención de enfermería» para la que elaboramos una plantilla donde constaban los cuidados mencionados y a los que añadimos *los cuatro grados de la úlcera por presión* y *el número de caídas* (s. estaba detectada la posibilidad de caída y en caso de haberse producido, valorar las consecuencias). Estos dos últimos parámetros estaban contemplados en el «Contrato Programa» del hospital.

Mensualmente cada supervisora, junto a una enfermera de su unidad, tomaba tres historias al azar y pasaban la plantilla a cada una de ellas; con los resultados se reunía con el grupo de supervisoras y lo ponían en común, a la vez que presentaban quejas y áreas de mejora.

Antes de trabajar con la herramienta informática realizábamos evaluación con la historia del paciente en papel en una comisión formada por la enfermera de calidad: Isabel Orio, la supervisora de docencia, la supervisora y una enfermera de cada unidad correspondiente.

6.4 Buscando herramientas para conocer las necesidades de plantilla de enfermería

Ante la declaración, mensual, de la aparición de las úlceras por presión que exigía el contrato programa, M.ª Ángeles Cidoncha y yo aprovechamos la circunstancia de que en el archivo se encontraban dos enfermeras codificando diagnósticos al alta del paciente y realizaban el seguimiento del número de úlceras declaradas. Nos unimos al rastreo y observación de las úlceras declaradas en cada unidad y en cada uno de los grados correspondientes I-II-III-IV, con el objetivo de conocer el peso en consumo de recursos utilizados para su cuidado; siempre buscando un filón en el que justificar la dotación de auxiliares y enfermeras por turno.

6.5 Primeros pasos en investigación

Desde la Asesoría de Enfermería de Osakidetza se comenzó a organizar las Jornadas de Enfermería del País Vasco, primero enfermeras y posteriormente auxiliares de enfermería. Se llevaron a cabo en los tres territorios alternativamente.

Con este motivo las profesionales comenzamos a preparar trabajos que los realizábamos aisladamente o en grupo de dos o más personas. Estos trabajos solían consistir en comunicaciones orales

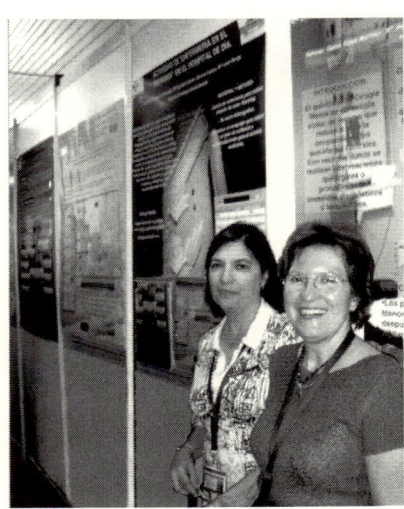

Defendiendo nuestro póster Jornadas de Enfermería en Donosti.

de ocho minutos de exposición o en póster, el cual, una vez seleccionado, había que defenderlo ante los miembros del comité organizador y los oyentes que estuvieran presentes.

Además de estas jornadas, solíamos acudir a otras ofertadas en el ámbito nacional: Madrid, Sevilla, Almería, Mallorca, Barcelona…, generalmente, componíamos un tema que versaba sobre áreas de cuidados de la propia Unidad de Enfermería; cambios en los que nos veíamos imbuidas; se realizaban con base en el método científico, y siempre llevaban el logotipo del Hospital Santiago Apóstol y Osakidetza.

Presentábamos el resumen o *Abstract* al comité organizador correspondiente y si era admitido, lo presentábamos a Formación Continuada (FC) del hospital y solicitábamos financiación y días libres para poder desplazarnos al lugar correspondiente.

La supervisora de FC se aseguraba de que cumpliéramos los requisitos y con ello nos respondía afirmativamente o no.

A la preparación de comunicaciones y póster ayudó la constitución de la Comisión de Investigación Clínica con Andrés Canut, microbiólogo, como presidente. Su objetivo era la formación en investigación y ensayos clínicos. De dicha comisión surgió una asociación denominada «Santinvest», a la que se asociaron médicos y enfermeras, y su principal cometido era la ayuda en los proyectos de investigación clínica y la formación en estadística con el profesor Ismael Barredo, materia necesaria para llevar a cabo dichos proyectos.

Tras la aparición de las jornadas de enfermería del País Vasco, la demanda para participar en estos eventos aumentó y a ese dinero que todos los años nos correspondía hubo que buscarle alternativas para que cundiera más y llegase a más profesionales, ya que, a veces, no podía financiarse al cien por cien por el elevado número de solicitudes, de tal manera que se adoptó la norma de responder a año vencido hasta no conocer el número total de solicitudes y poder realizar una distribución más equitativa.

La elaboración de las comunicaciones y pósteres la realizábamos en nuestro domicilio, durante la jornada laboral era difícil o casi imposible llevarlo a cabo. Del hospital solo extraíamos datos, ya que generalmente llevábamos a cabo investigaciones cuantitativas.

Algunos de estos trabajos fueron publicados en revistas de enfermería como *Metas de enfermería*, *Enfermería Global* y otras.

Se fomentaban las «Sesiones de enfermería de la unidad», ya que cada unidad tiene su propia idiosincrasia y algo que actualizar o mejorar, para ello alguna de las componentes del equipo se preparaba un tema y lo exponía, también se ponía en común lo presentado en las jornadas y congresos de enfermería.

6.6 Grado de Enfermería

Durante los años noventa del pasado siglo, vivimos, nuevamente, otros momentos de inquietud en los que reclamábamos las especialidades de enfermería y el doctorado, situación que no podíamos alcanzar solamente con la diplomatura; en aptitud constante algunas colegas optaron por licenciarse en otras carreras universitarias que tuvieran cierto nexo con la enfermería como pudo ser la antropología y de esta manera optar a la investigación y el doctorado.

Las especialidades de enfermería reconocidas son:
— Enfermería familiar y comunitaria.
— Enfermería geriátrica.
— Enfermería pediátrica.
— Enfermería en salud mental.
— Enfermería del trabajo.
— Enfermería Obstétrico – ginecológica.
— Enfermería médico-quirúrgica (pendiente de ser regulada).

Todas ellas se pueden cursar en el País Vasco. En la Unidad Docente de Enfermería de SM de Osakidetza, ubicada en la EUE de Vitoria-Gasteiz, pudo cursarse, desde su acreditación e 1998 la especialidad de Salud Mental (se han formado veinticuatro promociones, y la última es la del 2022-24). A partir de la convocatoria para residente de Enfermería de Salud Mental 2023-25, dicha formación se integró en la Unidad Docente Multiprofesional de Salud Mental de la OSI Araba en HUA Santiago.

En 1998 con la Declaración de la Sorbona, se propone desde algunos países europeos (Francia, Alemania, Italia y Reino Unido) la necesidad de promover la convergencia entre los sistemas nacionales de educación superior. En 1999 los ministros de Educación de veintinueve países, miembros de la UE y de próxima adhesión, refrendaron con su firma la Declaración de Bolonia, donde se incide en la importancia de un desarrollo armónico de un Espacio Europeo de Educación Superior antes del 2010, y en este Espacio Europeo de Educación Superior (EEES), la enfermería queda estructurada igual que el resto de disciplinas.

En España, en 2007 se reordenaron las enseñanzas universitarias para adaptarlas al EEES basado en competencias de aprendizaje y se produce el pleno desarrollo formativo universitario de la enfermería en nuestro país: título de Grado en Enfermería de cuatro años de formación universitaria.

La EUE de Vitoria-Gasteiz, tras la realización de los consiguientes trámites, presentó su propuesta de Plan de Estudios que recibió informe favorable de verificación y acreditación de la titulación oficial de Grado en Enfermería por la Agencia Nacional de Evaluación de Calidad y Acreditación (ANECA) y por la Agencia Autonómica UNIQUAL.

Desde 2010 hasta junio de 2024 han finalizado su formación once promociones resultando un total de 838 graduados en Enfermería.

Paralelamente en 2011 se aprueba el Real Decreto que regula las enseñanzas oficiales de doctorado y que permite obtener a los profesionales de Enfermería el título de doctor o doctora con carácter oficial y validez en todo el territorio nacional.[52]

Dicho sea de paso, e importante recalcar que, actualmente, el profesorado de la EUE de Vitoria-Gasteiz a tiempo completo es

---

[52] Fuente: Encarnación Betolaza López de Gámiz. Directora EUE de Vitoria-Gasteiz

totalmente enfermero, a diferencia de en los departamentos de enfermería del campus de Bizkaia y Guipúzcoa, donde todavía persisten profesionales de otras disciplinas como médicos, biólogos, farmacéuticos… como docentes en las asignaturas de la titulación que son propias de Enfermería.

Son dieciocho los profesores que componen la plantilla de la EUE de Vitoria-Gasteiz, de los cuales la mitad deben ser *doctores*.

Resulta difícil mantener este porcentaje de doctores porque para acceder al doctorado se precisan 300 ECTS créditos[53], y se finaliza el grado de Enfermería con 240, es decir, para optar al doctorado es preciso realizar previamente un máster de 60 ECTS de un año de duración.

Alguna de las razones de esa dificultad puede ser resultado de que la enfermería es mayoritariamente vocacional y el profesional se encuentra más identificado en interrelación con pacientes y familia a pie de cama o en los diferentes servicios de un hospital o en la consulta en atención primaria que como profesor universitario o gestor en un hospital o área sanitaria; además, es una profesión demandada por la sociedad a través de sus instituciones sanitarias y sociosanitarias, lo que supone que cuando uno comienza a trabajar es difícil seguir estudiando, sin obviar el esfuerzo en tiempo personal y gasto económico que todo ello supone; es posible que, por todo ello, haya colegas que opten por realizar una especialidad y posteriormente la consabida oposición para fijar el puesto de trabajo.

El PAE poco a poco se había ido impregnando en las profesionales, además, las alumnas a las que tutorizábamos en sus prácticas no conocían otra cosa, así como las enfermeras de nuevo ingreso, y ello también nos ayudaba.

---

[53] ECTS Sistema europeo de transferencia y acumulación de créditos (en sus siglas en inglés).

6.7 Ampliando horizontes

Y surgieron nuevas formas de atender al paciente como la *hospitalización a domicilio*, dimensión sanitaria en la que el paciente se encuentra ingresado en su domicilio y atendido por médicos y enfermeras del hospital.

La profesión iba desarrollándose y en ello se contempló a la enfermera que asume responsabilidades ella sola, aspecto que entraña motivación y satisfacción al profesional que lo ejerce, son las llamadas «enfermera referente o de enlace».

Desde el Departamento de Sanidad se puso en marcha la *enfermera referente adaptada a las necesidades de los pacientes crónicos*. Fue Isabel Ramos la primera enfermera que asumió este rol consistente en la unión entre los diferentes niveles de asistencia sanitaria y el domicilio. Estudia la situación del enfermo para coordinar junto con los profesionales implicados el proceso de atención y gestionar las necesidades del paciente al alta con la familia y otras áreas de atención como puede ser atención primaria.

Así mismo conoceríamos a la enfermera *referente en cuidados paliativos*, figura que se creó en el ámbito hospitalario, en nuestro caso con Óscar Puelles al frente.

Este profesional ayuda al paciente y a su círculo familiar-social; responde a los interrogantes y preocupaciones de ambos no limitándose solamente al acto técnico de inyecciones, sueros o curas de heridas, sino también aliviando el dolor y los miedos, posibilitando el paso hacia la muerte de una manera más sosegada.

La enfermera referente en terapia intravenosa (ETI), cuyo cometido es la colocación de catéteres centrales por vía periférica (PICC), previamente deben ser entrenadas en este procedimiento, el cual lo realizan ayudadas por un ecógrafo más técnica estéril.

Con motivo de la puesta en marcha del Contrato Programa nos iniciamos en el área de Calidad y con este cometido se atrevió Isabel Orio, en un principio se encontraba desorientada, como lo estábamos los demás y, poco a poco, fuimos aprendiendo, aunque lo suyo siempre fue la parte de prevención, donde junto al médico de medicina preventiva desarrolló y actualizó protocolos de aislamiento respiratorio, por contacto, controlaba los aislamientos, de lavado de manos, de productos desinfectantes…, posibilitaba y recordaba normas de actuación y utilización de material, e impartió talleres que facilitaban la comprensión y actuación de cada uno de ellos.

La enfermería aporta su saber en la *Unidad del Sueño*, donde realizan *Polisomnos* al paciente con el fin de conocer cómo es su sueño y qué patología hay asociada.

En el «Códigos Ictus», donde, una vez realizado el diagnóstico y comenzado el tratamiento de choque, estará atenta a la monitorización de constantes del paciente y valorará signos de posibles complicaciones.

En las áreas de exploración funcional de cardiología, hemodinámica, neurofisiología, radiología intervencionista, respiratorio, donde además de asistir a los cuidados que las personas necesitan, responder a sus dudas, les apoya en sus miedos, colaboran con el médico en la intervención que se va a llevar a cabo sobre ellos.

El Sr. Corcuera (†), practicante, primero, y posteriormente Montse Ochoa (†) recorrían el hospital realizando espirometrías y fisioterapia respiratoria a todo el paciente que lo tuviera indicado.

En el departamento de Gestión Sanitaria, concretamente, en Atención al Paciente, una enfermera, la primera que asumió este reto fue Elia Álvarez; su cometido era dar apoyo al ciudadano en el planteamiento de sus dudas, quejas, reclamaciones y agradecimientos, siendo preciso para desarrollar su cometido un buen dominio de las emociones, no ser distantes y fríos, sino empáticos, cuando los individuos expresan su malestar.

Son muchos los productos y materiales sanitarios que maneja a diario la enfermería; se nombró a María Jesús Pacho, supervisora de recursos materiales, como interlocutora para gestionar junto con la dirección económica las necesidades de materiales que requieren los pacientes y que utiliza enfermería en la atención y cuidados de los mismos. Estudia lo que el mercado oferta y argumenta sobre los diferentes aspectos técnicos de los productos a comprar o sacar a concurso público.

Continuando con las nuevas competencias de la enfermería recordaremos que en 2009 con la Ley 28/2009 de 30 de diciembre se abrió la puerta a la prescripción enfermera, situación que creó muchas controversias y un Real Decreto dejaba a la enfermería sin cobertura jurídica.

Pero ¿qué es la *prescripción enfermera?*, es el conjunto de acciones basadas en el juicio clínico y terapéutico del profesional de enfermería que persigue satisfacer las necesidades de salud de las personas.

Fue con el Real Decreto 1302/2018 de 22 de octubre cuando se obtuvo cierto grado de autonomía, autogestión e independencia en la prescripción enfermera con plena seguridad jurídica. [54]

> *La aparición de nuevas enfermedades, la prolongación de la vida, los avances científicos y tecnológicos, las diferencias culturales y religiosas en la aceptación de terapias e intervenciones requieren de una toma de decisiones que pueden resultar controvertido.*
>
> *Por esta razón se conforman los Comités de Ética Asistencial, para analizar y asesorar en la resolución de conflictos éticos que se producen durante la práctica clínica asistencial y garantizar que los pacientes estén informados y puedan tomar decisiones referentes a su salud, de acuerdo con su libre y propia voluntad.* [55]

---

[54] Nivela Herrero, I. et al. (2021). Prescripción enfermera. Situación anterior y actual en España. *Revista Sanitaria de Investigación, 2*(11), noviembre.

[55] González Bermejo, D. et al. (2020). Los Comités de Ética Asistencial y los Comités de Ética de la Investigación en España: organización, regulación y funciones. *Rev. Ofil.*, (3). https://scielo.isciii.es/scielo.php?script=sci_

La bioética es la rama de la ética que intenta armonizar los cuatro principios éticos clásicos guiando la actividad sanitaria:
— No maleficencia: no hacer daño.
— Beneficencia: hacer el bien.
— Autonomía: capacidad del paciente para decidir por sí mismo.
— Justicia: que tenga lugar una adecuada distribución de los recursos.

Con Iñaki Saralegui, médico intensivista, comenzó la información en esta materia y se formó el «Comité de Bioética» del hospital. Miembros de dicho comité realizaban dos cursos al año para concienciar a sus compañeros de la importancia de la bioética en su trabajo diario.

En el Colegio Oficial de Enfermería de Álava se creó una comisión de bioética que trataba asuntos relacionados con la ética y la enfermería, y publicó nuestro «Código Deontológico» una vez actualizado.

Y el proceso de atención de cuidados «Zaineri» tocó techo y suelo dando lugar a un nuevo programa informático al que denominaron «OsaNaia».

Dirigido desde la Asesoría de Enfermería, se elaboró, como el anterior, por expertas en planes de cuidados más la bibliografía existente. Para una valoración integral del paciente se decantaron por los Patrones funcionales de Gordon, de manera que la enfermera pueda identificar áreas de fortaleza y debilidad de la persona que le facilite la planificación de los cuidados adecuados y personalizados persiguiendo con ello promover su salud y bienestar integral.

Además, estos patrones de Gordon se adecuaron a la Clasificación de Intervenciones de Enfermería (NIC) y a la Clasificación de Resultados de Enfermería (NOC) junto a los Diagnósticos de Enfermería (NANDA), utilizando de esta forma el lenguaje uni-

arttext&pid=S1699-714X2020000300206.

versal para enfermeras y enfermeros, facilitando el intercambio de información. [56]

La evaluación de este nuevo programa de cuidados se realizaba una vez al año y era conjuntamente con Txagorritxu.

La vida proseguía y proseguía y nos introdujimos en la *evidencia científica* como instrumento de datos válidos y disponibles que proceden de la investigación científica, por ello hubo casos de intervención quirúrgica y terapias a las que Osakidetza no autorizó por no existir evidencia científica al respecto.

En el caso de enfermería Osakidetza nombró una enfermera, M.ª Ángeles Cidoncha Moreno, responsable en Docencia e Investigación en Enfermería, y sus áreas de trabajo son aquellas que tienen que ver con las especialidades de enfermería apoyándolas y coordinándolas, que los cuidados sean basados en el mejor conocimiento, apoyar la investigación y la práctica basada en evidencia científica, y que la implementación de cuidados excelentes sea una realidad. Elaboran guías y protocolos en los cuales se forma a las profesionales y posteriormente son difundidos para que resulten de eficaz ayuda.[57]

Esta situación favoreció la actualización y normalización de protocolos y el anclaje definitivo de «se hacía así e iba bien»

«*Sapere aude*»: atrévete a saber, dijo Immanuel Kant. Y eso es lo que se propuso la enfermería de nuestro país, de tal manera que, con ese atrevimiento y convencimiento el ATS de los años setenta del pasado siglo XX, es hoy el graduado universitario del siglo XXI.

---

[56] NANDA: Asociación Norteamericana de Diagnóstico de Enfermería.
[57] Información: M.ª Ángeles Cidoncha Moreno. Responsable de Docencia e Investigación en Enfermería. Osakidetza.

7

PARA TERMINAR

A lo largo de las páginas he intentado reflejar la transformación que se llevó a cabo en el Hospital Santiago Apóstol desde que este pasó a pertenecer a la red de Osakidetza, así como todos los cambios producidos en la profesión enfermera.

Gran parte del personal nos implicamos en ello, a veces, asimilando los cambios, otras mostrando resistencia a los mismos, ya que la resistencia es algo inherente al ser humano; este se resiste por miedo a lo desconocido, por pereza ante el esfuerzo que supone llevar a cabo las innovaciones, pero la plasticidad de nuestro cerebro orienta nuestra energía y nos facilita pautas de comportamiento que nos ayudan ante esta nueva situación.

Y eso es lo que se hizo, modernizar un hospital constituido por un grupo de profesionales motivados, interactuando para alcanzar los objetivos, con ganas de aprender y de poner todo lo aprendido a disposición de la población.

A lo largo de los años y en diferentes momentos, a esa gran familia del Santiago Apóstol se le fueron uniendo más profesionales provenientes de diferentes lugares y con diversas expectativas.

El número de personas creció en todas las categorías, empezábamos a no conocernos y, con ello, a veces, en los pasillos, en los ascensores, se desdibujaban los saludos, se apreciaba cierta individualidad, el sentimiento de pertenencia a esa colectividad no se percibía tan claramente como en tiempos anteriores, sin embargo, parte de la plantilla continuaba manteniendo esa personalidad que algunos llamaban «el espíritu del Santiago».

Fueron años en los que Osakidetza brillaba con luz propia en todo el territorio, y el Hospital Santiago Apóstol formaba parte de esa luz.

Sin embargo, estaba contemplado, por parte de las autoridades competentes, un nuevo plan estratégico en el desarrollo de la sanidad alavesa.

Plan que se dio a conocer en 2011 y que conllevaba, entre otros aspectos, que el Hospital Santiago Apóstol pasaría de ser un hospital general, Nivel II, a ser un hospital de crónicos, de pacientes intervenidos bajo técnica de CMA, centro oftalmológico y de rehabilitación[58] y en el Hospital Txagorritxu se reunirían todas las especialidades médicas y quirúrgicas.

¿Cuáles son las razones de esta decisión? Es un hospital pequeño, no tiene espacio, está situado en el centro de la ciudad, no tiene *parking*...

Esta revelación desorientó a los profesionales.

Fuimos muchos compañeros a los que esta noticia nos costó digerirla.

¿Y todos los esfuerzos y lo conseguido para qué?

Este objetivo implicaba varios pasos. El primero de ellos consistió en fusionar los dos hospitales vitorianos, Hospital Txagorritxu y Hospital Santiago Apóstol, en uno solo, y pasar a denominarlo «Hospital Universitario Araba».

Un poco antes de comenzar con la fusión se eliminó la palabra «Apóstol» de la designación original del hospital, la cual fue

---

[58] CMA/Cirugía Mayor Ambulatoria que no precisa estancia de veinticuatro horas. El paciente, tras cumplir unos requisitos estipulados, abandona el hospital el mismo día de su intervención.
Posteriormente y por falta de espacio en Txagorritxu también se atenderá en HUA Santiago a los pacientes de Medicina Interna.

otorgada por el pontífice Paulo III el 7 de septiembre de 1536 al haber sido agregado como miembro del Archihospital de Santiago de la Ciudad de Roma.

Una vez fusionados y para referirnos a ellos sería nombrándolos: «HUA Sede Santiago, HUA Sede Txagorritxu».

Simultáneamente, a los inicios de estos cambios se limpiaron la fachada principal y la posterior y se colocó un nuevo rótulo en el que puede observarse que ya no contempla la palabra «Apóstol»; sin embargo, lo que por una parte desaparece, por otra se retoma y fue modernizando el vestíbulo de entrada donde se colocaron las cerámicas representativas de las *primitivas salas generales de dicho hospital.*

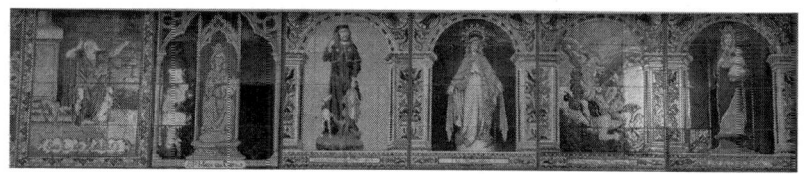

Cerámicas de las salas generales en el antiguo Hospital Civil de Santiago de Vitoria-Gasteiz.

Este espacio hace que se rememore lo que esas cerámicas representaban, que no es otra cosa que aquel hospital inaugurado en 1820.

Unido a la fusión de los hospitales se empezó a construir el edificio de Consultas Externas en un espacio cercano a la Sede Txagorritxu. Alberga las consultas externas, el Laboratorio Unificado de Álava (consiguiendo aunar la actividad no urgente que hasta ese momento se realizaba en la Sede Santiago, Sede Txagorritxu y Centro de Especialidades Olaguibel), área de Radiodiagnóstico, pruebas diagnósticas y áreas generales. Se construyó en dos años y su finalización dio paso a una de las primeras fusiones:

el laboratorio; posteriormente y de manera organizada fueron pasando las consultas externas existentes en cada sede.

La fusión progresó y de la sede Santiago el departamento de Unidad de Dolor y Hematología fueron integrados totalmente en la sede Txagorritxu.

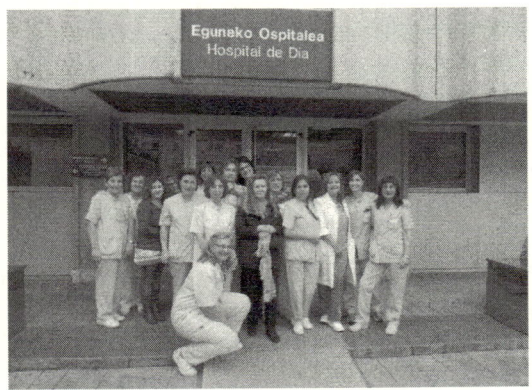

Equipo: enfermeras, auxiliares y administrativos de Hospital de Día.

Las comisiones de investigación clínica de Santiago y Txagorritxu se fusionaron en una única comisión pasando a denominarse Comisión de Investigación de Álava.

El Centro Oftalmológico y el de Rehabilitación fueron ubicados en sede Santiago; consecuentemente desaparecieron de Txagorritxu.

En esta misma sede se incrementó el Hospital de Día, tras la realización de las obras pertinentes de ampliación, pasando de catorce a treinta boxes de atención; siendo inaugurado en junio de 2016 y observándose pocos años después que se había quedado pequeño.

Otra fusión y reubicación en sede Santiago, pendiente de la finalización de obras para su recepción, será el servicio de hemodiálisis.[59]

La unificación de todas las especialidades en Txagorritxu exigía ampliación de quirófanos, de UCI y de Servicio de Urgencias para lo que se construyó un nuevo edificio que contempla dichas áreas, adosado al antiguo hospital de Txagorritxu.

---

[59] En el momento de esta publicación desconozco qué más cambios pueden llevarse a cabo.

Mientras se construía el nuevo edificio los médicos comenzaron a organizarse el trabajo de diferente manera, se trasladaban de un centro a otro, a consultas externas…, comenzaron a convivir médicos de una sede con los médicos de otra.

En algunos aspectos no fue sencillo. Por ejemplo, ¿qué sucedía si existían dos jefes para la misma especialidad médica?, ¿se mantenían los dos?, ¿cuál de ellos sería el jefe?

El personal fijo lo ha vivido de diferente manera que el sustituto, y es que las raíces a las que se pertenece no están allí en el lugar obligado a trasladarse, el individuo desplazado no percibe su singularidad; sus ideas, motivaciones no cuentan, escucha que alguien dice «Aquí hay que seguir esta línea y tu cometido va ser este», le resulta arduo trabajar en esta nueva comunidad.

Para los profesionales eventuales o sustitutos, convivir con esta situación, ayudó el hecho de que desaparecieran las dos listas de contratación y pasaran a fusionarse en una única, de tal manera que podía suceder y sucedía que a los que siempre habían trabajado en Txagorritxu les ofrecían un contrato para llevar a cabo en Santiago y viceversa, y no rechazaron contrato ni obviaron ninguna de las dos sedes.

Ellos, sin duda, al trabajar percibían las diferencias, pero se amoldaban, hacían sus comentarios y compartían experiencias en la convivencia o simplemente se conformaban.

Esta fusión no tuvo en cuenta a los profesionales ni a los ciudadanos.

Existía malestar, desconcierto, cierta desorganización, pero a las quejas y comentarios que se elevaban a la dirección como respuesta se obtenía que era cuestión de abordar unos malos años, pasados los cuales, todo se solucionaría.

Al trasladar todas las especialidades a la sede Txagorritxu y dejar crónicos y paliativos en sede Santiago, se observó que no había camas suficientes para ese objetivo, con lo que hubo que trasladar la especialidad de Medicina Interna a sede Santiago.

En esta última permanece la especialidad de Psiquiatría.

Las numerosas obras y el elevado presupuesto dieron lugar a muchas disertaciones entre las que se escuchó la posibilidad de construir un edificio totalmente nuevo bien planificado, para lo cual previamente se hubieran formado grupos de trabajo compuestos por profesionales de ambos hospitales a los cuales se les hubiese brindado la oportunidad de unificar líneas de trabajo y protocolos, aspectos que facilitarían partir a todos de cero.

«Toda desmesura crea desequilibrio; donde quiera que algo va mal es que hay algo grande. El pequeño tamaño previene contra ciertas derivas y desmantela los mecanismos despersonalizadores».[60]

Esta frase corrobora lo que siempre se ha dicho, que las empresas tan grandes son ingobernables y los empleados se convierten en seres individuales de más difícil integración.

El siguiente paso fue la creación de la OSI Araba, que nació de la fusión del HUA (Hospital Universitario de Araba) y de la Comarca Araba, englobando bajo la misma estructura los Centros de Salud de Vitoria-Gasteiz y la zona rural, salvo Ayala y Rioja Alavesa, quedando agrupados bajo una misma dirección los centros de Atención Primaria y su hospital de referencia en una demarcación geográfica definida. Esta acción tiene como objetivo mejorar los resultados en salud de los pacientes mediante la integración de los procesos asistenciales y lograr así que los cuidados sanitarios sean menos fragmentados, más coordinados, eficientes y de mayor calidad.[61]

Se unificó la dirección creándose una única para todos. Se anularon direcciones, pero aumentaron el número de subdirecciones, de adjuntías y aparecieron otras figuras como la de *coordinadora*.

La construcción del nuevo edificio avanzaba y en sede Santiago se continuaba atendiendo pacientes, rentabilizando al máximo

---

[60] Schumacher, E. (2011). *Lo pequeño es hermoso*. Ediciones Akal.
[61] Osaraba Revisa digital. https://osaraba.eus/es/osakidetza-aprueba-la-creacion-de-la-osi-araba/

los quirófanos, machacando listas de espera…, como si todo lo que estaba sucediendo no fuera con nosotros.

Llegó un virus mortal, covid-19, que nos aisló, obligándonos a confinarnos en casa y alcanzó a las administraciones sanitarias desorientadas y sin equipos de protección para el personal; los sanitarios atendían a los pacientes jugándose su propia vida, con protocolos cambiantes casi a diario, viendo cómo las personas morían solas…

Finalizó la pandemia del covid-19 y también la construcción del nuevo edificio, con ello fueron dándose los pasos pertinentes para llevar a cabo el plan del año 2011.

Comenzaron modificando la asistencia en el Servicio de Urgencias de la sede Santiago y posteriormente trasladando todas las especialidades a la sede Txagorritxu, convirtiéndose de esta manera el Hospital Santiago en un Hospital de Medicina Interna, Crónicos, Paliativos, Psiquiatría y CMA, centro Oftalmológico y Rehabilitación.[62]

Las personas aquí atendidas, exceptuando CMA y Psiquiatría, serán, muchas de ellas, de edad avanzada, frágiles en su salud por varias razones como el hecho de vivir solas, con alteración en la movilidad, o tomen muchos medicamentos, porque haya personas con varias enfermedades asociadas y cuando alguna de ellas se reagudiza será causa de un ingreso hospitalario.

Son personas muy vulnerables; personas objeto de nuestra disciplina enfermera a las que se deberá tratar como un fin en sí mismos, manteniendo en todo momento su dignidad.

Trabajar diariamente en estrecho contacto con la parte final de la vida y con la fragilidad de la misma no es fácil, aunque como expresa Misleny Martínez: «*La verdadera esencia de la enfermería reside en una imaginación creativa, un espíritu sensible y la compresión inteligente*»,[63] ante este nuevo contexto, la enfermería de *sede*

---

[62] Permanece la CMA y algo residual de Urología.
[63] Martínez Pérez, M. (2008). Arte y ciencia de la enfermería. Artículo Histórico. Dirección Municipal de Salud. Varadero. *30*(1).

Santiago empleará sus conocimientos, habilidades y juicios para resolver de la mejor manera posible esta nueva situación sobrevenida, de tal manera que se verá obligada a cambiar el registro, variando esquemas y trabajando en equipo para modificar los protocolos quirúrgicos por otros adaptados al paciente crónico y con múltiples patologías.

Para las enfermeras puede ser una oportunidad de crecimiento porque, el casi único perfil de atención al ciudadano que exige la nueva situación *el cuidado a la persona dependiente ,* sugiere que puede ser el momento para elevar la propuesta a la EUE de Vitoria-Gasteiz para la elaboración de actividades formativas sobre enfermería geriátrica y a Osakidetza para la realización de la especialidad de Enfermería Geriátrica, de la misma manera que en los años setenta del pasado siglo, se llevaron a cabo en el Hospital Santiago las especialidades de enfermería de Análisis Clínicos, Hemodiálisis y Salud Mental.

De esta manera, la enfermería debería ser la instructora de las prácticas de esa nueva EIR. Sería una bonita manera de seguir desarrollando la profesión y de crecer en el arte de cuidar.

A los que llegáis a esta hermosa profesión solo resta manifestaros que, tras los esfuerzos realizados por la enfermería, instituciones sanitarias, docentes y colegios profesionales, no todo está conseguido. Os animamos a continuar trabajando para lograr disminuir, sobre todo en la enfermería hospitalaria, la distancia entre la teoría y la práctica, distancia que se mantiene en la actualidad y que tal vez sea debida a la cultura heredada del rol auxiliar del médico, a la exigencia sobre cómo aplicar los cuidados cuando las estancias son cada vez más cortas y requieren cuidados más técnicos y de habilidades.

Así mismo, es necesario proseguir por la vía de la investigación, la cual nos llevará a profundizar en la naturaleza de nuestra profesión y ayudará en el día a día de la asistencia tanto hospitalaria como comunitaria, en la docencia y gestión.

Atender y cuidar al ser humano en la última parte de su vida es un privilegio porque ayuda a superarnos continuamente; nos contrasta a diario con nuestro yo haciéndonos ver que la vida es *fluir*.

La vida no se para nunca y en algún momento del camino alguien nos necesita y en otro momento nosotros necesitaremos de ellos.

> «Cuando hagas algo noble y hermoso
> y nadie se dé cuenta, no estés triste.
> El amanecer es un espectáculo hermoso y, sin embargo,
> la mayor parte de la audiencia duerme todavía».
>
> John Lennon

8

NOTAS DE LA AUTORA

Es posible que alguna persona que haya leído estas páginas se haya dado cuenta de que no he hecho referencia en ningún momento a atención primaria, y así es.

Como enfermera he desarrollado mi profesión en el hospital y desconozco el contenido de mis colegas en atención primaria, por lo que me he centrado en el desarrollo profesional en el hospital exclusivamente.

Mi pretensión ha sido reflejar la evolución de la profesión enfermera desde el ATS hasta el grado universitario de Enfermería, así como los cambios producidos en el Hospital Santiago Apóstol de Vitoria-Gasteiz desde casi la Edad Media hasta nuestros días.

He intentado simultanear el desarrollo de uno y otro no pudiendo correlacionarlos cronológicamente. Este detalle me ha resultado difícil llevarlo a cabo, por una parte, porque los recuerdos son los que son y, por otra, porque el desarrollo y variación de uno y otro no siempre coinciden.

Tampoco he perseguido detallar exhaustivamente todos y cada uno de los servicios y especialidades médicas; a lo que aspiro es a reflejar la evolución del Hospital Santiago Apóstol por la modernización, ampliación o emergencia de nuevos servicios.

Lo escrito y desarrollado está consultado, he procurado que sea un trabajo objetivo, y los errores que haya cometido son míos y de nadie más.

He consultado los archivos de la ciudad y la biblioteca del hospital, en todos ellos me ha sido facilitada la documentación solicitada, por lo que estoy muy agradecida.

Así mismo he contrastado experiencias y recuerdos con compañeros que han compartido muchas horas y años en el hospital.

Es imposible nombrar a todos los que compusimos la «familia del Santiago», no obstante, espero que, entre todos los citados, os sintáis, de alguna manera, reconocidos en ellos porque eso es lo que he intentado.

Por último, dar las gracias a mi amiga Esperanza Iñurrieta por su paciencia y aportaciones al texto, así como a Patxi Viana, Carmen Gistau, Maite Gamarra-Mayor y Ana Cordero por sus sugerencias, a Isabel Orio y Juanjo Casado por su información y generosidad al ceder su documentación, a Encarnación Betolaza y Ramón Echávarri por su inestimable colaboración y a aquellas otras personas cuyas valoraciones han sido esenciales e imprescindibles, pero desean permanecer en el anonimato.

9

FONDOS CONSULTADOS

Archivo Municipal Vitoria-Gasteiz "Pilar Aróstegui".
Archivo Histórico de Diputación Foral de Álava.
Archivo General de Gobierno Vasco.
Biblioteca del Hospital Santiago Apóstol.
Fundación Sancho el Sabio. Vitoria-Gasteiz.

10

REFERENCIAS

Byung-Chul Han. (2023). *La crisis de la narración*. Herder Editorial.

Kottak, C. P. (1994). *Antropología. Una exploración de la diversidad humana con temas de cultura hispánica.* McGraw-Hill.

Mompart, M. P. (2004). Rebelión en las aulas. De las Escuelas de ATS a las Universitarias de Enfermería. Rev. *Rol Enf, 27*(10). 646-656.

Arroyo, A., Lancharro, I., Romero, R. y Morillo, M.ª S. (2011). La enfermería como rol de género. *Index Enferm., 20*(4).

Matesanz, M. A. (2009). Pasado, presente y futuro de la Enfermería: una aptitud constante. Administración Sanitaria.

Núñez de Cepeda, M. (1931). *Hospitales Vitorianos. El Santuario de la SMA. Virgen de Estíbaliz. El Escorial.* Imprenta del Monasterio.

Ferreiro, M. y Lezaun, J. (n.d.). (2008). Historia de la Enfermería en Álava (Colegio Oficial de Enfermería de Álava).

Caviedes, V. (2014). Rol profesional enfermero. Cambios más significativos en el siglo XX. *Nuberos Científica*. *2*(12). Retrieved from https://www.enfermeriacantabria.com/enfermeriacantabria/web/articulos/12/99

Pieltáin, A. (2003). *Los hospitales de Franco, la versión autóctona de una arquitectura moderna.* Tesis doctoral. E.T.S. Arquitectura (UPM).

Oliver, B. *¿Cuáles fueron los principales aspectos de la evolución de la profesión enfermera en España cuando los estudios pasaron de Ayudante Técnico Sanitario a Diplomado Universitario de Enfermería?* Memoria del Treball de Fi de Grau. 205-16.

Almansa, P. 2005. *La formación enfermera desde la Sección Femenina. Enfermería Global.*

Excmo. Ayuntamiento de la M. N. y M. L. Ciudad de Vitoria. Año 1965. Negociado de Beneficencia y Sanidad. Sobre creación en el Hospital Civil de Santiago de la Escuela de Ayudantes Técnicos Sanitarios Femeninos. 54/ 45/ 64.

Arturo Goicoechea. (2 de noviembre de 2024). En Wikipedia. https://es.wikipedia.org/w/index.php?title=Arturo_Goicoechea&oldid=163361130

Orden de 25 de noviembre de 1976 por la que se aprueba la Ordenanza Laboral para el personal que presta sus servicios en las Empresas que, destinadas a establecimientos Sanitarios de hospitalización, asistencia, consulta y laboratorios de análisis clínicos, que sustituye a la Reglamentación de

Trabajo para establecimientos sanitarios de hospitalización y asistencia de 19 de diciembre de 1947.

Archivo General del Sector Público de la Comunidad Autónoma del País Vasco Sección: Salud. Caja 2(L-141-5).

Archivo General del Sector Público de la Comunidad Autónoma del País Vasco Sección: Salud. Caja 2(L-141-5).

Archivo General del Sector Público de la Comunidad Autónoma del País Vasco Sección: Salud. Caja 2(L-141-5).

Bergier, L. (1994). Hommage Nicole Exchaquet, pionére de la recherche en soins in infirmmiers en Suisse. *La Source*.

Archivo General del Sector Público de la Comunidad Autónoma del País Vasco Sección: Salud. Caja 9 (15018).

Archivo General del Sector Público de la Comunidad Autónoma del País Vasco Sección: Salud. Caja 9 (15018).

Para escucharlos en https://www.youtube.com/watch?v=P9ngE-LYvKJU

Archivo General del Sector Público de la Comunidad Autónoma del País Vasco Sección: Salud. Caja 17 (15033).

Cerdán, R. (2003). Organización sanitaria en la CAPV. *Gaceta Médica Bilbao,* Suplemento.

Heras, A. El contrato programa. Un instrumento de cambio en la Administración Sanitaria Vasca. https://www.carm.es/chac/igmu/Rv-AP-n04a.pdf

González de Paz, L. (2013). Una bioética clínica para la Atención Primaria de Salud. Elsevier. *Medicina de familia*, *39*(8), 445-449, dic.

La información y el Consentimiento informado. Principios y pautas de actuación en la relación clínica. Documento de las Comisiones promotoras de los Comités de Ética asistencia del País Vasco.

Pons Fernández, S. Breve estudio sobre la historia de la enfermería. TFG. Universitat d'Alacant 2016-2017.

Fernández, C. Gusiñé, F. Pardo, A. y Sales, D. (1985). Modelos conceptuales de Enfermería. *Revista Rol de Enfermería*, (78), 49-51

https://enfermeriablog.com/modelos-enfermeria/

Fuente: Encarnación Betolaza López de Gámiz. Directora de la EUE de Vitoria-Gasteiz.

Situación alcanzada tras la publicación de la Orden Ministerial de 15 de julio de 1980 que regula el plan de convalidación por la Universidad de Educación a Distancia (UNED) de ATS a Diplomado Universitario, estableciendo la obligatoriedad de realizar un curso de nivelación de conocimientos a efectos de convalidación académica del título de Ayudante Técnico Sanitario por el de Diplomado Universitario.

Ruiz de Ocenda Ruiz, M. J. (2003). Aplicación informática para la práctica asistencial de enfermería hospitalaria de Osakidetza/Servicio Vasco de Salud. VI Congreso Nacional de Informática para la Salud. Madrid, abril.

Nivela, I., Rogers, S. A., Fernández, E. A., Paterna, L. P., Rodríguez, M. E. y González, F. J. (2021). Prescripción enfermera. Situación anterior y actual en España. *Revista Sanitaria de Investigación, 2*(11).

González, D., Solano, M. D., Polache, J., Mulet, A., Barreda, D. y Soler-Company, E. (2020). Los Comités de Ética Asistencial y los Comités de Ética de la Investigación en España: organización, regulación y funciones. *Rev. Ofil., 30*(3). https://scielo.isciii.es/scielo.php?script=sci_arttext&pid=S1699-714X2020000300206

Información: M.ª Ángeles Cidoncha Moreno. Responsable de Docencia e Investigación en Enfermería. Osakidetza.

Schumacher, E. (2011). *Lo pequeño es hermoso.* Ediciones Axal.

Osaraba Revisa digital. https://osaraba.eus/es/osakidetza-aprueba-la-creacion-de-la-osi-araba/

Martínez Pérez, M. (2008). Arte y ciencia de la enfermería. Artículo Histórico. Dirección Municipal de Salud. Varadero. *30*(1).

11

BIBLIOGRAFÍA

Alberdi, R. M. y Cuxart, N. (2005). Cuidados, enfermeras y desarrollo profesional: Una reflexión sobre las bases del ejercicio profesional. *Presencia* ,*1*(2).
Disponible en <http://www.index-f.com/presencia/n2/23articulo.php>

Alberdi, R.M. (1992). La identidad profesional de la enfermera. *Revista ROL de Enfermería*, 170.

Alberdi, R. M. (1998). Estrategia de poder y liderazgo para desarrollar el compromiso social de las enfermeras. *Revista ROl de Enfermería*, 239-240.

Alberdi, R. M. (1998-1999). Los contextos conceptuales históricos: una propuesta de análisis de la evolución ce la profesión enfermera desde los orígenes hasta el siglo XIX. *Hiades, Revista de Historia de la Enfermería*, 5-6. https://dialnet.unirioja.es/ejemplar/218826

Alberdi, Cabello, Calvo, García, Mompart, Nouvilas, Pérez, Rodríguez-Miñan, Ruiz, Sáez, Sandoval y Serrano. (1984).

Curso de Nivelación de ATS: Un estudio de los estudios. *Revista ROL Enf.*, 68, 28-32.

Alberdi, R. M. (1983). La enfermería ¿profesión femenina? *Revista ROL Enferm.*, 57, 21-26.

Alberdi, R. M. (2002). La memoria que construye. *Rev. ROL Enf.*, 25(12), 867-868.

Amezcua, M. (2014). Enfermeras y sociedad, ¿son posibles las alianzas? *Index Enferm.*, 23(1-2). https://dx.doi.org/10.4321/S1132-12962014000100002

Amezcua, M. González, M. E. (2015). La creación del título de enfermera en España: ¿cien años de una incoherencia histórica? *Index Enferm.*, 24(1-2). https://dx.doi.org/10.4321/S1132-12962015000100002

Amezcua, M. (2014). Enfermeras y Sociedad, ¿son pensables las alianzas? *Index Enferm.*, 23(1-2). https://dx.doi.org/10.4321/S1132-12962014000100001

Amezcua, M. (2020). ¿Por qué afirmamos que la Enfermería es una disciplina consolidada? *Index de Enfermería*, 27(4).

Arandojo, M. I. (2018). Enfermería, desde la mujer cuidadora hasta la enfermera profesional. Ocronos revista médica y de enfermería. https://www.google.com/search?q=ocronos+enfermeria+desde+la+mujer+cuidadora+hasta+la+enfermera+profesional&rlz=1C1CHBD_esES946ES946&oq=ocronos+enfermeria+-desde+la+mujer+cuidadora+hasta+la+enfermera+profesional&gs_lcrp=EgZjaHJvbWUyBggAEEUYODIBCjIzNjU1ajBqMTWoAgiwAgE&sourceid=chrome&ie=UTF-8

Armendáriz, A. M. (2009). Identidad profesional. *Desarrollo Cientif Enferm. 17*(4), 166-169.

Ávila, J. A. Historia. (2010). ¿Existió realmente una titulación oficial con el nombre de Ministrante? *Cultura de los Cuidados,* (27), 12-29.

AYUDANTES TÉCNICOS SANITARIOS. Normas para nueva organización de sus estudios.

MINISTERIO DE EDUCACIÓN NACIONAL. Orden 4 julio 1955 (BOE de 2 de agosto de 1955).

Cabrera, M. (2015). Centenario de la creación del título de enfermera en España: una mirada a las mujeres que prestan cuidados. VII Congreso virtual sobre Historia de Las Mujeres. pp 45-58 https://dialnet.unirioja.es/servlet/articulo?-codigo=5346826

Caviedes, V. (2012). *Revisión bibliográfica: El rol profesional, cambios más significativos entre el A.T.S. y el Diplomado en Enfermería.* Curso de adaptación al Grado en Enfermería. Trabajo fin de grado. Departamento de Enfermería. Universidad de Cantabria. https://repositorio.unican.es/xmlui/handle/10902/862?show=full

Colliére, M. F. (1999). Encontrar el sentido original de los cuidados enfermeros. *Revista ROL Enferm., 22*(1), 27-31.

Domínguez Alcón, C. (2018). Transformación del cuidado: Retos y responsabilidades. Temperamentvum. *Revista Internacional de Historia y Pensamiento Enfermero, 14,* e12287. http://ciberindex.com/c/t/e12287

Domínguez Alcón, C. (2019). El arte de cuidar en la época moderna. La aportación femenina. Temperamentvum. *Revista Internacional de Historia y Pensamiento Enfermero, 15,* e12770. http://ciberindex.com/c/t/e12770

Domínguez Alcón, C. (2016). Cambio social y su impacto en la enseñanza de la historia de la Enfermería. Temperamentvum. *Revista Internacional de Historia y Pensamiento Enfermero, 12*(24). http://www.index-f.com/temperamentvum/tn24/t1216.php>

Domínguez Alcón, C. (2014). Prácticas de cuidado y conocimiento en la disciplina enfermera. Temperamentvum. *Revista Internacional de Historia y Pensamiento Enfermero, 10*(20). https://www.index-f.com/temperamentum/tn20/t2314.php

Fernández Tijero, M. C. (2016). El origen de la mujer cuidadora: apuntes para el análisis hermenéutico de los primeros testimonios. *Index Enferm., 25*(1-2).

García, A. M., Sainz, A. y Botella, M. (2004). La enfermería vista desde el género. *Index Enferm., 13*(46), 45-48.

Grande-Gil, F. (2017). Historia del Hospital Santiago Apóstol de Vitoria-Gasteiz. *Gac. Med. Bilbao, 114*(2), 82-85. https://www.gacetamedicabilbao.eus/index.php/gacetamedicabilbao/article/viewFile/252/258

Hernández Conesa, J. M., Segura López, G. (2013). La formación de las Damas de la Cruz Roja durante la Guerra Civil Española. (1936-1939). *Index Enferm., 22*(3). https://dx.doi.org/10.4321/S1132-12962013000200014

Hernández, F., Del Gallego, R., Alcaraz, S y González J. M. (1997). La enfermería en la historia. Un análisis desde la perspectiva profesional. *Cultura de cuidados, 2.*

Herrera, F. (2003). Nota sobre la Historia de la Enfermería en España (1977-2002). *Llull. Revista de la Sociedad Española de Historia de las Ciencias y de las Técnicas, 26*(55), 157-173. https://dialnet.unirioja.es/servlet/articulo?codigo=831836

Iglesias Aparicio, P. (2012). *Las mujeres en la historia del cuidado de la salud del libro Mujer y Salud.* Círculo Rojo.

Jara Puche, J. P.A.E. (1978). Proceso de atención de enfermería. *Revista ROL Enf., 1*(2), 36-45.

Kerouac, S., Pepin, F., Ducharme, F., El pensamiento enfermero. 1995 Masson.

Laza Vásquez, C. (2007). De mujeres cuidadoras a Enfermeras. *Revista actualizaciones de enfermería Fundación Santa Fe de Bogotá. Apartes de la Historia de una Disciplina, 10*(1), 36-41. https://encolombia.com/medicina/revistas-medicas/enfermeria/ve-101/de_mujeres-cuidadoras_1/

López Montesinos, M. J. (2004). Revisión cronológica de la enseñanza de Enfermería en España. *Enfermería Global,* 5.

Lunardi, V., Peter, E. y Gastaldo, D. (2006). ¿Es ética la sumisión de las enfermeras? Una reflexión acerca de la anorexia de poder. *Enferm Clin., 16*(5), 268-74.

Lleixá, M., Gisbert, M., Marqués, L. y Albacar, N. (2009). La profesión enfermera y los niveles competenciales. *Revista ROL Enfermería, 32*(11), 22-26.

Martín, A. y Brito, P. R. (2013). 24h24p: Imagen e identidad Enfermera. *ENE. Revista de Enfermería, 7*(3). https://www. researchgate.net/publication/263854559_24h24pImagen_e_identidad_enfermera

Martínez Cadaya, N. Fernández Fernández, M. L. (2012). El rol enfermero. Cambios más significativos entre ayudante técnico sanitario y diplomado universitario en Enfermería. *Cultura de los Cuidados*, 33. http://dx.doi.org/10.7184/cuid.2012.33.03

Martínez de Guereñu Ortuoste, A. (2006). Gestión sanitaria: La transmisión de información a través de Enferm—. *Enfermería Global*, 8, 1-7.

Martínez Martín, M. L. (2007). 30 años de evolución de la formación enfermera en España. *Educación Médica, 10*(2), 93-96.

Martínez Riera, J.R. Salir del armario. (2004). La difícil decisión de asumir una nueva identidad, de ATS a Enfermera. *Revista ROL Enfermería, 27*(10), 698-704.

Martínez Sotos, Y. (2017). *Las escuelas de ayudantes técnicos sanitarios en España, 1953-1980. Historia de las escuelas del distrito universitario de Zaragoza.* Tesis de la Universidad de Zaragoza. Prensas de la Universidad. ISSN 2254-7606.

Massé García, M.C. (2017). La mujer y el cuidado de la vida. Comprensión histórica y perspectivas de futuro. *Cuadernos de Bioética, XXVIII*(3).

Miralles Sangro, M. T., Garre Murúa, E., Casas Martínez, F., Ruiz Ureña, T., y González Villanueva, P. (1997). Historia de la Escuela de Enfermeras «Salus Infirmorum» de Madrid. *Cultura de los cuidados*, (2), 15-20. https://rua.ua.es/ dspace/bitstream/10045/5238/1/CC_02_04.pdf

Miró Bonet, M. (2010). Los modelos conceptuales, una estrategia de poder con implicaciones profesionales. *Enfermería Clínica, 20*(6), 360-365.

Mompart García, M. P. (2004). Rebelión en las aulas. De las escuelas de ATS a las Universitarias de Enfermería. Revista ROL Enf., 27(10), 6-16.

Navarro Granado, A. *¿Qué significó para la profesión enfermera en España el paso de los estudios de ATS a Diplomado en Enfermería?* Memoria del Traball de fi de Grau. Curso 2015-2016. Universidad de las Islas Baleares.

Navarro-Pemán, M. A., de Maya-Sánchez, B. y Hernández-Garre, J. M. (2021). Análisis histórico desde la perspectiva de la antropología de género de los programas formativos de Ayudante Técnico Sanitario durante el gobierno franquista español (1939-1975). *Temperamentvm. Revista Internacional de Historia y Pensamiento Enfermero. Vol. 17.* https:// ciberindex.com/index.php/t/article/view/e13288

ORDEN de 4 de julio de 1955 por la que se dictan normas para la nueva organización de los estudios de Ayudantes Técnicos Sanitarios. Ministerio de Educación y Ciencia.

ORDEN de 31 de octubre de 1977 por la que se dictan directrices para la elaboración de Planes de estudios de las Escuelas Universitarias de Enfermería. Ministerio de Educación y Ciencia.

Pons Fernández, S. (2017). *Breve estudio sobre la historia de la enfermería*. Trabajo de Fin de Grado Enfermería. Universitat d'Alacant.

Rodríguez Camero, M. L., Rodríguez Camero, M. y Azañón Hernández, R. (2008). La construcción mediática de la enfermería. *Index Enferm.*, *17*(2), 119-123.

Rovere, M. Sachetti, L. (2011). Surgimiento de la enfermería moderna. Mitos victorianos, tecnologías de poder y estrategia de género. El Ágora Editorial.

Sánchez Herrera, B. (2002). Identidad y empoderamiento de la profesión de enfermería. *Avances en Enfermería*, *20*(1), 22-32. https://repositorio.unal.edu.co/handle/unal/30133

Siles González, J. (2009). La influencia de Concepción Arenal en la enfermería española: un estudio desde la perspectiva de la historia cultural y el modelo estructural dialéctico. *Revista de Pesquisa Cuidado é Fundamental Online*, *1*(2), 154-169. https://www.redalyc.org/articulo.oa?id=505750816003

Zamorano Pabón, IC. (2008). Identidad profesional en enfermería: un reto personal y profesional. *Investigación y Educación en Enfermería*, *XXVI*(2), 168-171.

12

FOTOGRAFÍAS

1.- Cerámica Santa María del Cabello. Vestíbulo entrada Hospital Santiago Apóstol. Autor: Camino Campo.

2.- Hospital Santiago Apóstol en los tiempos de la ocupación de las tropas napoleónicas. Extraída del libro de Eulogio Serdán y Aguirregavidia *El libro de la ciudad* Vol II.

3.- Sala general, box con dos camas, en Hospital Santiago Apóstol. Fondo: Archivo Diputación Foral de Álava. ATHA-SCH-PC-27421

4.- Aurkene G.ª de Albéniz y Camino Campo. Propiedad: Camino Campo.

5.- Paquita Morcillo de relax en la galería de la escuela. Propiedad: Paquita Morcillo.

6.- Nemesio. Propiedad: Juanjo Casado.

7.- Entrega de diplomas de la Escuela de ATS. Archivo Municipal de Vitoria-Gasteiz (AMVG) "Pilar Aróstegui". ARQ-3947_19(4).

8.- Lourdes Alonso. Camino Campo. M.ª José Escalante y M.ª Fe Antón. Propiedad: Camino Campo.

9.- Caricatura Dr. Múgica. Autor: Ramón Echávarri.

10.- Caricatura Comité de Empresa. Autor: Ramón Echávarri.

11.- Cartel «Musicomio». Autor: Ramón Echávarri.

12.- Defendiendo nuestro póster. Jornadas de Enfermería. Donostia.

13.- Cerámicas de las salas generales en el antiguo Hospital Civil de Santiago de Vitoria-Gasteiz.

14.- Equipo: enfermeras, auxiliares de enfermería y administrativos del Hospital de Día.

13

ANEXOS

A) CONSORCIO ENTRE LA DIPUTACIÓN FORAL DE ALAVA Y EL AYUNTAMIENTO DE VITORIA PARA PRESTACIONES DE SERVICIOS HOSPITALARIO, ASISTENCIALES, DOCENTES Y BENÉFICOS.

1969. Sesión del 13 de noviembre.

El Ilmo. Sr. Alcalde-Presidente da lectura a una Moción relativa a la creación de un Consorcio entre la Excma. Diputación Foral de Álava y el Excmo. Ayuntamiento de Vitoria, para prestación de Servicios Hospitalarios, Asistenciales, Docentes y Benéficos de la provincia de Álava, Moción que es aprobada por unanimidad, y en consecuencia se adoptaron los siguientes acuerdos:

1º - Acordar la constitución de un Consorcio con la Excma. Diputación Foral y Provincial de Álava, para la prestación de los servicios que tiene por objeto la realización de los fines previstos en el artículo 3º de los Estatutos Fundacionales en la forma y condiciones que figuran en los propios Estatutos.

2º - Aprobar la forma de gestión directa en la modalidad de Fundación, dotándola de personalidad propia en forma que sustituya a los Entes Consorciado, Diputación y Ayuntamiento y denominándola "Fundación Asistencial y Sanitaria de Vitoria y Álava".

3º - Aprobar los Estatutos que a esta Moción se acompañan, correspondientes simultáneamente al Consorcio y a la Fundación.

4º - Constitución la Fundación aportando a ella los bienes inmuebles sobre los que están sitos el Hospital General de Santiago Apóstol y la Casa de Piedad del Hospicio de la Ciudad de Vitoria, según las descripciones que obran en el Libro de Inventario de Bienes del Excmo. Ayuntamiento y

5º - Facultar a la Alcaldía-Presidencia para el otorgamiento de la correspondiente escritura pública y realización de los actos que estime precisos, a fin de dar cumplimiento a los precedentes puntos dispositivos.

Boletín Municipal de Vitoria. Nº 23. 2º semestre 1969.
Fondo: Fundación Sancho el Sabio. Vitoria-Gasteiz.

B) ÚLTIMAS INVESTIGACIONES SOBRE ANTONIO DE TORNAY

Se conocen nuevos estudios como el de Ernesto García Fernández, *Miradas desde el Medievo. Mujeres y hombres de Álava*, que dicen que Antonio de Tornay pudiera no ser judío.

Entre sus párrafos podemos leer:

En la Europa cristiana medieval la medicina fue una disciplina de "carácter científico" enseñada en la Universidad. París, Montpellier y Salamanca resultaron ser universidades de prestigio donde se estudió medicina.

Antonio de Tornay fue uno de los médicos de Vitoria entre los años 1483 y 1493. En esos años el concejo de Vitoria tuvo dificultades para contratar médicos con la formación adecuada. A ello se añadió la presión a que se vio sometida la ciudad por la irrupción de epidemias a las que quería eliminar cuanto antes del mapa de infecciones de la comarca.

Antonio de Tornay es descrito en los textos conservados como Licenciado se formó en una universidad europea, acaso en la de París, donde previamente al título de Licenciado en Medicina obtuvo el de bachiller.

Los judíos tenían sus propias escuelas de medicina y en la Edad Media no tuvieron acceso a los estudios universitarios de la cristiandad. Por tanto, Antonio no podía ser judío.

García Fernández, E. (2023). *Miradas desde el Medievo. Mujeres y hombres de Álava*. Sans Soleil Ediciones y Fundación Sancho el Sabio.

C) ACRÓNIMOS

— ANECA, Agencia Nacional de Evaluación de Calidad y Acreditación.

— ATS, Ayudante Técnico Sanitario.

— CAV, Comunidad Autónoma Vasca.

— CMA, Cirugía Mayor Ambulatoria.

— CUA, Colegio Universitario de Álava.

— ECTS, Sistema Europeo de Transferencia y Acumulación de Créditos (en sus siglas en inglés).

— EEES, Espacio Europeo de Educación Superior.

— EIR, Enfermera Interno Residente.

— ELA/STV, sindicato de ideología nacionalista vasca con presencia en el País Vasco y Navarra.

— ETB, televisión autonómica vasca.

— ETI, enfermera para la terapia intravenosa.

— EUE, Escuela Universitaria de Enfermería.

— FASVA, Fundación Asistencial Sanitaria de Vitoria y Álava.

— FC, Formación Continuada.

— GV, Gobierno vasco.

— HUA, Hospital Universitario de Álava.

— ICTUS o ACV, enfermedad cerebrovascular que se presenta de modo súbito.

— IMQ, Instituto Médico-Quirúrgico.

— INSALUD, Instituto Nacional de Salud.

— JONS, Juntas de Ofensiva Nacional Sindicalista.

— MS-DOS, Sistema operativo para computadoras personales.

— NANDA, lenguaje estandarizado, internacional, en los juicios clínicos enfermeros.

— NIC, Clasificación de Intervenciones de Enfermería.

— NOC, Clasificación de Resultados de Enfermería.

— OMS, Organización Mundial de la Salud.

— ONT, Organización Nacional de Trasplantes.

— ORL, otorrinolaringología.

— OSASUNA ZAINDUZ, Cuidando la salud.

— OSI, Organización de Servicios Integrada.

— P.A.E., Proceso de Atención de Enfermería.

— PC, *Personal Computer*. Ordenador.

— PCE, Planes de Cuidados Estandarizados.

— PICC, colocación de catéteres por vía periférica.

— P.R.N.80, instrumento-guía de cuidados con tiempos de aplicación, más reconocido internacionalmente.

— RCP, reanimación cardiopulmonar.

— SIDA o infección por VIH, síndrome de inmunodeficiencia adquirida.

— UCI, Unidad de Cuidados Intensivos.

— UDENFSM, Unidad Docente de Enfermería de Salud Mental.

— UE, Unión Europea.

— UNED, Universidad Nacional de Educación a Distancia.

— UNICEF, Fondo de la Naciones Unidas para la Infancia.

— UNIQUAL, Agencia Autonómica de Evaluación y Acreditación.

— UPV/EHU, Universidad del País Vasco.

— URPA, unidad de reanimación postanestésica.

D) CRONOLOGÍA

— 1419. Fundación Hospital Santiago Apóstol en Vitoria por los esposos Fernán Pérez de Ayala y María Sarmiento.

— 1507. El Hospital sufre un incendio y el Ayuntamiento lo traslada a la calle Barreras.

— 1535. La administración del Hospital pasa a manos del Ayuntamiento de Vitoria.

— 1537. Se trasladan los enfermos del edificio de la calle Barreras al nuevo Hospital edificado en el antiguo solar.

— 1807. Ocupación por el ejército francés del nuevo Hospital de Santiago situado en el solar en el que ha permanecido hasta la actualidad.

— 1820. Tras la salida de las tropas y realizar alguna remodelación se trasladan los enfermos al nuevo Hospital, al que hemos conocido siempre.

— 1826. La asistencia a los enfermos es gestionada por las Religiosas Hijas de la Caridad y el comienzo de una nueva Junta Administrativa.

— 1866-1900. Años de desarrollo cultural en los cuales se denominó a Vitoria «La Atenas del Norte».

— 1875. Acuerdo de Asistencia a enfermos penitenciarios hasta que el Estado se hizo cargo de ellos.

— 1925. Acuerdo de Diputación-Ayuntamiento para atender a los enfermos de la provincia.

— 1945 Finalización de la II Guerra Mundial.

— 19 enero 1945. Plan de Instalaciones Sanitarias del Seguro Obrero de Enfermedad del Ministerio de Trabajo.

— 1952. Adhesión de España a la OMS.

— 1953. Creación del título de ATS.

— 1954. Reconocimiento oficial de la escuela «SALUS IN-FIRMORUM» como escuela de la Iglesia.

— 1957. Inauguración en Vitoria de la Residencia «ORTIZ DE ZÁRATE».

— 1965. Creación de la escuela de ATS en el Hospital Santiago Apóstol de Vitoria.

— 1974 Inauguración Pabellón A del Hospital Santiago Apóstol.

— 1974. Una de las varias intervenciones del Dr. Múgica que conocemos.

— 1975. Comienzo en el Hospital Santiago Apóstol de Vitoria de la especialidad de enfermería en Análisis clínicos. Finalizando en 1988.

— 1976. ORDEN de 25 de noviembre de 1976. Aprobación de la Ordenanza laboral para el personal que presta sus servicios en las empresas destinadas a establecimientos de hospitalización, asistencia, consulta y laboratorios de análisis clínicos que sustituye a la reglamentación de trabajo para establecimientos sanitarios de hospitalización y asistencia de 19 de diciembre de 1947.

— 1977. Comienzo en el Hospital Santiago Apóstol de Vitoria, de las especialidades de enfermería en nefrología-hemodiálisis y salud mental. Finalizando todas en 1988.

— 1977-15 de junio. Elecciones Generales en España para elegir los miembros que iban a constituir las Cortes: Congreso de Diputados y Senado.

— 1977. REAL DECRETO 2128/77 Integración en la universidad de los estudios de ATS como EUE (Escuela Universitaria de Enfermería).

— 1978. Desaparición de la escuela de ATS del Hospital Santiago Apóstol de Vitoria.

— 1978. Inauguración de la EUE en el Colegio Universitario de Álava (CUA) y coexistencia con la escuela de enfermería de la Residencia Ortiz de Zárate o Txagorritxu.

— 1978. Ratificación en referéndum de la Constitución Española.

— 1978. Inauguración de la nueva Residencia Ortiz de Zárate a la que se denominaría «Txagorritxu».

— 1978. Conferencia Internacional sobre Atención Primaria de Salud. «Salud para todos en el año 2000».

— 1979. LEY ORGÁNICA en la que el pueblo vasco pudo acceder a su autogobierno constituyéndose la Comunidad Autónoma dentro del Estado Español bajo la denominación de Euskadi o País Vasco.

— 1980. Constitución del Gobierno autónomo del País Vasco.

— 1980. Conversión de la Universidad de Bilbao en la Universidad del País Vasco. (UPV/EHU).

— 1981. Inauguración Pabellón B del Hospital Santiago Apóstol de Vitoria.

— 1984. Actas Comisión Ejecutiva Provincial del Insalud.

— 1985. Actas Comisión Ejecutiva Provincial del Insalud.

—1985. Actuación en programa TV *LA TARDE* del conjunto musical «MUSICOMIO».

— 1985. Transferencia del Hospital Santiago Apóstol de Diputación Foral al Gobierno Vasco.

— 1986. Dimisión del gerente A. Población.

— 1987 REAL DECRETO 1536/1987 de 6 de noviembre sobre traspaso a la Comunidad Autónoma del País Vasco de las funciones y servicios del Instituto Nacional de Salud (INSALUD).

— 1987. Desaparición de la EUE del CUA.

— 1987. Traspaso de EUE de Txagorritxu al Departamento de Sanidad del Gobierno Vasco, ente titular de la misma con dependencia de Osakidetza, manteniendo su adscripción a la UPV/EHU.

— 1987 Establecimiento de la estructura de los Órganos de Dirección y Gestión del Servicio Vasco de Salud-Osakidetza.

— 1993, 23 de junio, respaldo del Plan Estratégico de Salud para la Sanidad Vasca, «Osasuna Zainduz», por el Parlamento Vasco.

— 1998. Declaración de la Sorbona de promover la convergencia entre los sistemas nacionales de educación superior.

— 1998. Acreditación de la Unidad Docente de Enfermería en Salud Mental de Osakidetza por el Ministerio de Sanidad y Consumo para la formación sanitaria especializada en enfermería en Salud Mental.

— 1999. DECRETO 101/1999, de 16 de febrero, la escuela de enfermería pasa a denominarse «Escuela Universitaria de Enfermería de Vitoria-Gasteiz».

— 1999. Declaración de Bolonia de un desarrollo armónico de un espacio europeo de educación superior donde la enfermería queda estructurada igual que el resto de disciplinas.

— 2007. Reordenación de las enseñanzas para adaptarlas al EEES basado en competencias de aprendizaje y el consiguiente desarrollo formativo universitario de la enfermería en nuestro país: título de Grado en Enfermería de cuatro años de formación universitaria.

— 2009. LEY 28/2009 Prescripción enfermera.

— 2010. Comienzo de la formación de grado universitario de Enfermería en la EUE de Vitoria-Gasteiz.

— 2011. Real decreto que regula las enseñanzas oficiales de doctorado.

— 2011. Año crítico para el futuro del Hospital Santiago Apóstol de Vitoria-Gasteiz.

— 2016. Junio, inauguración de la ampliación del Hospital de Día en Hospital Santiago Apóstol.

— 2018. REAL DECRETO 1302/2018 de 22 de octubre. Prescripción enfermera con plena seguridad jurídica.

— 2020. Pandemia por COVID-19.

— 2022. Paso de la Unidad Docente de la EUE a la Unidad Docente Multiprofesional de Salud Mental del Hospital Universitario de Álava, siendo la formación de Residente de Enfermería en Salud Mental en HUA sede Santiago.

ÍNDICE

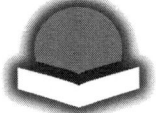